生命邊緣
的守護者

急症醫護最前線

生命邊緣的守護者

急症醫護最前線

香港急症醫學會　編著

商務印書館

生命邊緣的守護者——急症醫護最前線

編　　著：香港急症醫學會

責任編輯：蔡枙音

封面設計：楊愛文

出　　版：商務印書館（香港）有限公司

　　　　　香港筲箕灣耀興道 3 號東滙廣場 8 樓
　　　　　http://www.commercialpress.com.hk

發　　行：香港聯合書刊物流有限公司

　　　　　香港新界大埔汀麗路 36 號中華商務印刷大廈 3 字樓

印　　刷：美雅印刷製本有限公司

　　　　　九龍官塘榮業街 6 號海濱工業大廈 4 樓 A 室

版　　次：2018 年 4 月第 1 版第 4 次印刷

序 一

　　日中無休、廿四小時運作、個案無奇不有、病人不分男女老幼、病症涵蓋所有臨床科目、無時無刻與死神競賽……這就是醫院處理危急情況最頻密及最繁忙的地方 —— 急症室。

　　醫護人員不是萬能，他們是人不是神，沒有起死回生的本領，但生與死，可取決於急症室一瞬間的治理。每一位急症室的醫護人員每天拼命守護市民的生命，他們醫學常識豐富和反應能力高，在緊迫的時間內、混亂的環境裏及有限的訊息下，以最有效及直接的方法救治傷患者。我曾經參與不少突發及災難事故的救援部署，每次急症室醫護人員都能在瞬間組成醫療隊伍，趕赴現場，面對各種危急關頭，也能冷靜應對，每次看到他們的堅定眼神，我和其他家屬一樣，對這羣守護生命的醫生和護士們產生無比的信任。

　　藉此我要向每位生命邊緣的守護者致敬，感謝你們對急症科專科的熱情、對病人及社會的無私承擔，衷心希望更多年青後進迎難而上，選擇投身急症科專科發展，與其他同袍攜手拯救處於生命邊緣的人。同時希望透過《生命邊緣的守護者 —— 急症醫護最前線》一書，令讀者們更了解急症室的運作及功能，教育大家如何適當使用急症室服務。

高永文醫生 BBS，JP

食物及衞生局局長

序　二

　　急症室，在很多香港人眼中，是救急扶危的地方，當中也發生了不少悲歡離合的故事。但是在病人候診室背後，尤其是在急救室內發生的故事，並不是一般市民所知。有誰會知道在四十多年以前，香港並沒有真正的急症科醫生，甚至現今必備的心電圖也沒有。

　　在一班香港急症醫學先驅的努力下，香港急症醫學會（Hong Kong Society for Emergency Medicine and Surgery）於 1985 年成立，轉眼間已經是 30 個年頭。本會成立以來，一直為香港急症醫療人員提供訓練，推動香港急症醫學的發展，並與國內及海外急症醫學團體作交流。

　　適逢今年香港急症醫學會 30 年會慶，實在是一個好機會回顧急症醫學在過去 30 年的發展，以及展望將來的路向。我們有幸鍾浩然醫生能夠擔任《生命邊緣的守護者 —— 急症醫護最前線》一書的主編，加上一眾急症醫學同工的努力下，完成了此書。本書記載了不少常見的急症在急症室的處理方法，以及一些轟動全港的大型醫療事故，甚至一些鮮為人知的急症室小故事，期望讓讀者了解急症醫學中的點滴。

　　我謹代表本會感謝鍾醫生及所有在《生命邊緣的守護者 —— 急症醫護最前線》出版過程中付出努力的同事，沒有他們的鼎力相助，本書將不能順利完成。我更希望讀者能夠通過此書，了解香港急症醫學那實在得來不易的成就，期待更多有志之士將來能夠加入急症醫學的行列。

蕭粵中醫生

香港急症醫學會會長（2011-2015）

序 三

　　任何人遇上意外或急病時是最無助的，他必須倚賴急救服務才能存活，高效率的緊急服務是一個城市安全指數中的重要元素，香港的急救服務無論在效率或質素上都達到世界上非常高的水平。

　　本書是從急症醫護人員的角度介紹急症醫學在急救服務中的角色，從急症醫學在香港的初期到現在的轉變，與院前救治的關係、院後專科的合作、災難應變、支援大型社區活動及推進社區急救知識。

　　書中對常見的危重病例，例如心肺停頓、急性心肌梗塞、中風和創傷處理都有作深入介紹，說明了現代醫學分秒必爭的概念和團隊合作的重要性。此外亦收集了不少個別醫護人員遇見的個案的親身體驗。

　　本人謹向所有對急症醫學有興趣的人士衷心介紹這內容豐富的小書。

梁文甫醫生

香港急症醫學會創會會長
瑪麗醫院急症科前主管

主編序

"一葉落而知天下秋,急症室這塊小天地彷若普渡浩瀚眾生,跨越生老病死各種塵世磨難的縮影。急症科醫生深刻了解自己工作的意義,也倍感任重而道遠,故夙夜匪懈,痌瘝在抱。就是為了這些擁有不盡相同的悲歡離合故事的病人,我跟其他的急症科同袍一道,即使這戰場日夜炮聲隆隆,仍願意每當衝鋒的號角再次吹響,就立刻披甲上陣,義無反顧。"

以上的一段文字,是我在本書其中一篇文章〈急症室醫生的一天〉裏寫下的自白,希望借助文學的色彩,以筆桿塗繪出本港急症科方方面面的細緻景象。

這本書是為了慶祝香港急症醫學會(Hong Kong Society for Emergency Medicine and Surgery)成立 30 週年,集合當今急症界各方力量寫成的。參與其中的有急症專科的醫生和護士,也有消防處、聖約翰救傷隊及醫療輔助隊的救護員,更少不了尚未畢業的醫科學生和急症室病人家屬,因此廣泛地涵括了與急症醫學相關的所有持份者的知識、意見和心聲,所以在本地同類書籍中具有至高無上的權威性和代表性。本人獲邀為本書的主編,深有榮焉。

這本書的編寫目的除了要向廣大市民灌輸急症科的正確概念和信息,以加深普羅大眾對這個專科的認識,在社會上為這行業樹立起鮮明的形象外,同時亦負起替在這個專業不同戰線奮鬥的戰友鼓舞士氣,提升同袍之間歸屬感和凝聚力的重要任務。書中以諸多真實的緊急拯救案例作為引子,簡明地闡釋了急症科慣常的工作原則,更透過當事人第一身敍述,深入地剖析了不少本地急症界重要事件的內幕秘辛,讓一些鮮為人知的重要資料得以公開展現,當中包括香港政府飛行服務隊(GFS)的輔助空中醫療隊之創建過程、 2003 年沙士肆虐時期的抗疫工作、 2008 年本港舉行奧運馬術比賽期間的緊急醫療支援及重大事故應變計劃的籌辦工作、國慶日南丫海難中，醫療支援隊的現場救援工作實況，以及醫管局海外醫療支援隊（HAOMST）歷次海外救援任務的經驗分享等等。

　　透過本書的出版，讓這些珍貴的資料得以作為本港歷史的一部分，有系統性地保存下來，不啻是我作為本書主編最大的貢獻，也是最令自己感到滿足的欣慰。冀望藉着書中感人的真實故事，能為讀者呈現本港急症醫學界一個最完整的面貌。

鍾浩然醫生
瑪麗醫院急症科副顧問醫生

作者簡介

(按文章次序排列)

鍾展鴻醫生　　香港急症科醫學院創院主席
　　　　　　　香港急症醫學會前會長 (第三及第四屆)

何曉輝醫生　　伊利沙伯醫院副醫院行政總監
　　　　　　　伊利沙伯醫院急症科顧問醫生

鍾浩然醫生　　瑪麗醫院急症科副顧問醫生
　　　　　　　香港急症科醫學院健康教育委員會主席

朱嘉麟護士　　瑪麗醫院急症室資深護師
　　　　　　　香港政府飛行服務隊飛行護士

黃浩東醫生　　屯門醫院急症科副顧問醫生

尹志強醫生　　瑪麗醫院急症科副顧問醫生

郭成霖護士　　北區醫院急症室護士長
　　　　　　　香港政府飛行服務隊飛行護士

吳奎醫生　　　明愛醫院急症科顧問醫生
　　　　　　　香港大學醫學院麻醉學系名譽助理教授

陳旭榮護士　　屯門醫院急症室資深護師
　　　　　　　香港政府飛行服務隊飛行護士

劉少懷醫生　　醫院管理局感染及應急事務部總行政經理
　　　　　　　醫院管理局重大事故控制中心主管

梁兆琮醫生　　瑪麗醫院急症科駐院醫生

衛家聰醫生　　將軍澳醫院急症科副顧問醫生
　　　　　　　香港中文大學法律博士

張冠豪醫生　　威爾斯親王醫院急症科副顧問醫生
　　　　　　　香港中文大學醫學院意外及急救醫學教研部榮譽臨床助理教授

張乃光醫生　　　威爾斯親王醫院急症部部門主管

香港中文大學醫學院意外及急救醫學教研部榮譽臨床副教授

林沛堅醫生　　　東區尤德夫人那打素醫院急症科副顧問醫生

香港大學榮譽臨床助理教授

邱靜邢博士　　　伊利沙伯醫院急症室病房經理

劉飛龍醫生　　　香港中毒諮詢中心總監

基督教聯合醫院急症科前部門主管

徐錫漢醫生　　　瑪麗醫院副醫院行政總監

瑪麗醫院急症科部門主管

陳德勝醫生　　　雅麗氏何妙齡那打素醫院急症科部門主管

醫院管理局新界東聯網醫院統籌專員（急症科）

黃大偉醫生　　　東區尤德夫人那打素醫院急症科顧問醫生

本地作家，筆名黃岐

陳浩然醫生　　　明愛醫院急症科副顧問醫生

馮顯達醫生　　　屯門醫院急症科顧問醫生

香港臨床毒理學會會董

莫家良醫生　　　律敦治醫院急症科副顧問醫生

香港急症科醫學院超聲波小組委員會主席

嚴建明醫生　　　伊利沙伯醫院急症科 / 深切治療部副顧問醫生

香港急症科醫學院危重病學小組委員會主席

吳民豪醫生　　　威爾斯親王醫院急症科顧問醫生

香港中文大學醫學院意外及急救醫學教研部榮譽臨床副教授

郭永康醫生　　　仁濟醫院急症室副顧問醫生

香港政府飛行服務隊高級飛行醫生

林啟昌護士 律敦治醫院急症室部門運作經理

香港政府飛行服務隊飛行護士

劉炳發護士 東區醫院急症室部門運作經理

香港政府飛行服務隊飛行護士

張健碩醫生 瑪麗醫院急症科駐院專科醫生

胡永祥醫生 伊利沙伯醫院急症科副顧問醫生

香港急症科醫學院運動醫學小組委員會主席

陳耀祥醫生 香港中毒諮詢中心副顧問醫生

香港中毒諮詢中心毒理學培訓總監

沈國良先生 消防處署任助理處長（救護）

消防處救護訓練學校前校長（2003-2005 年）

曾智豪護士 醫療輔助隊長官

急症室前註冊護士

梁子恒醫生 伊利沙伯醫院急症科駐院醫生

本地作家，筆名 Dr. Ray

鄭淑卿護士 瑪麗醫院急症室註冊護士

香港理工大學護理學理學碩士

鄺麗儀護士 瑪麗醫院急症室註冊護士

麥偉勤先生 退休消防處電單車救護隊目

本地作家，筆名獨步天下

呂君泰先生 香港聖約翰救傷隊全職救護員

顏加興老師 聖保羅書院中文科科主任

本地作家，筆名蒲葦

翁穎妍同學 新西蘭但尼丁市奧塔哥大學六年級醫科學生

梁同學 香港大學醫學院三年級醫科學生

目　錄

序　一　高永文　　　　　　　　　　　　　　　i

序　二　蕭粵中　　　　　　　　　　　　　　　ii

序　三　梁文甫　　　　　　　　　　　　　　　iii

主編序　鍾浩然　　　　　　　　　　　　　　　iv

作者簡介　　　　　　　　　　　　　　　　　　vi

第一章　急症室初探

急症專科的起源　　　　　　　　　　　　　　　2

急症專科的現在與將來　　　　　　　　　　　　10

別樹一幟的專科　　　　　　　　　　　　　　　13

急症室醫生的一天　　　　　　　　　　　　　　19

急症室護士的一天　　　　　　　　　　　　　　27

第二章　解構急症室

急症室的十五個基本部件　　　　　　　　　　　34

急症室的常用儀器　　　　　　　　　　　　　　41

急症室的常用藥物　　　　　　　　　　　　　　48

急症分流學堂　　　　　　　　　　　　　　　　55

急症科病房　　　　　　　　　　　　　　　　　62

鋼鐵是怎樣煉成的　　　　　　　　　　　　　　68

急症護士的成長之路　　　　　　　　　　　　　74

突發事件之危與機　　　　　　　　　　　　　　81

第三章　常見的院內急症處理

急症的 A：寸土必爭之地　　　　　　　　　　86

急症的 B：爭一口氣　　　　　　　　　　　　92

急症的 C：休克後的抽絲剝繭　　　　　　　101

急性心肌梗塞的救治　　　　　　　　　　　106

中風的診治　　　　　　　　　　　　　　　113

創傷急救：與死神競賽的一小時　　　　　　118

嘉禾大廈大火的災難應變　　　　　　　　　126

從明星隕落看服毒自殺　　　　　　　　　　132

濫藥問題："喪屍" 襲醫院　　　　　　　　　137

生化危機　　　　　　　　　　　　　　　　142

沙士百日：沒有硝煙的戰爭　　　　　　　　147

輻射事故的處理：311 福島核電站事故之後　151

急症室緊急分娩：胎兒臀部先露　　　　　　158

毒蛇噴毒傷人　　　　　　　　　　　　　　163

超聲波顯神通　　　　　　　　　　　　　　169

急症室的深切治療部　　　　　　　　　　　176

第四章　院外工作

醫生起飛了　　　　　　　　　　　　　　　184

飛行醫生搜救紀實　　　　　　　　　　　　189

飛行護士的單獨拯救任務　　　　　　　　　196

他們眼中的海外救援　　　　　　　　　　　200

境外救援工作經驗分享　　　　　　　　　　　　207

南丫海難的現場救援　　　　　　　　　　　　　214

運動醫學　　　　　　　　　　　　　　　　　　220

我在奧運馬術的日子　　　　　　　　　　　　　225

毒奶品事件之亂中求序　　　　　　　　　　　　231

站在最前線：香港消防處救護服務的三十年　　　235

醫療輔助與輔助醫療　　　　　　　　　　　　　240

第五章　急症小故事

給有志投身的年輕人　　　　　　　　　　　　　246

急症應變術　　　　　　　　　　　　　　　　　250

以身為急症室護士而驕傲　　　　　　　　　　　255

平凡，但充滿生氣　　　　　　　　　　　　　　258

真實的救護員　　　　　　　　　　　　　　　　262

甲由婆婆與木蝨伯伯　　　　　　　　　　　　　268

平安的守護者　　　　　　　　　　　　　　　　273

外國醫學生眼中的香港急症室　　　　　　　　　278

守護香港市民的一天　　　　　　　　　　　　　281

第 一 章

急症室初探

急症專科的起源

鍾展鴻

昔日香港的急症室

"所有人都前來急症室：罕見的麻瘋病、紅斑狼瘡症、破傷風、長期瘧疾下的脾腫大、梅毒、結核性腦膜炎（主要患者是兒童，在香港很盛行）、意外、自殺、兒殺、被捕魚炸藥所傷的漁民、早期癌症和晚期癌症、肺炎、黃疸病、腦膿瘡、瘋癲的……一切一切不可思議的、不可能的和難以置信的，都前來急症室！"

"雖然被高傲的內科和外科實習醫生瞧不起（因為在急症室工作不會有前途，它是一條死胡同），但對我來説是發揮我診斷才能的好機會。"

以上摘譯自英籍華裔女作家韓素音（電影《生死戀》(*Love Is A Many Splendoured Thing*) 的原小説作者，曾任香港瑪麗醫院急症室醫官）的自傳《吾宅雙門》(*My House Has Two Doors*)，反映了香港五十年代初期急症室的實況。六十多年後的今天，雖然流行病有所改變，雖然急症醫學已成為認可的專科，雖然急症室醫生的地位已大幅提高，但韓素音筆下的描述，大體上仍適用至今！

有人類存在，便有急症。生與死，可取決於急症室一瞬間的治理！然而，直至第二次世界大戰，全世界的醫院還未有急症室的概念，只視急症為門診的一種。

戰後，瑪麗醫院於 1947 年正式成立全港第一所急症室，標誌着香港的一個新紀元。其主要服務對象為意外傷者、警察及公務員。羈留病房是一大特色，專為犯人而設；而傳統以來，急症室設有警崗也是香港另一特色。除主管外，其他的都是剛畢業的年輕醫生，在急症室等候專科受訓的職位，又或者是從外科及骨科調派而來的選修培訓醫生。他們只是"過客"，因此每半年或一年，急症室醫生便"大換血"一次！他們很少翻查過往的診症紀錄，每一次求診都當作新症看待，服務沒有連貫性。結果很多責任都落在護士身上，尤其是男護士。他們經驗豐富，縫針（Suturing）、放膿（Incision and drainage）、簡單脫臼及骨折復位（Close reduction）、打石膏，取出異物（當時製衣業蓬勃，折斷了的縫衣針遺留在手指裏是很普遍的情況）、洗胃（Gastric lavage）、破傷風疫苗及瘋狗症疫苗注射等，他們都能應付自如，而且薪火相傳。我的一名醫生同學於七十年代曾在急症室工作一年，但從沒縫過一次針，可見當時護士的重要角色。其後引入東南亞及中國內地畢業的醫生填補這些不受歡迎、"沒有尖端技術、沒有發展機會、沒有私營市場、沒有晉升前途"的空缺。

急症室成立之初，晚上只有一名醫生當值。從晚上 8 時工作至早上 8 時，偶爾甚至只由實習醫生主理。新醫生沒有監管，沒有正式有系統的訓練，有疑難只好請教其他同事，包括有經驗的護士。另外，各類設施和支援也十分有限，只能進行簡單的 X 光及尿液檢查，沒有心電圖或驗血。急症室醫生的臨床檢查簡短，醫療紀錄簡單，有疑難便收進病房，故有"收症官"的戲謔稱號。收症率一般高達 40%，令病房擠迫不堪，環境惡劣。當時行內人的座右銘是"不應有人死於急症室"，所以只提供象徵式的搶救，不論病人生與死，都第一時間送上病房"善後"。故常遇到休克的病人"吊了鹽水就走"，心跳停止的病人"做着心外壓急上病房"的事例。急症室唯一的優點是"流通快，效率高"。

改革的需要

過去四十多年來，社會、經濟及科學各方面急劇地轉變。往日漁農業為主的社會，人口疏落，社區醫療以家庭醫生為主，而重點則放在傳染病及母嬰健康方面。隨着現代社會的城市化及工業化，本港人口急劇增長及市區居住密度持續攀升,科技進步催生精密儀器的發明和運用,促成了建立大型綜合性醫院的需要。汽車高速行駛引致的交通意外、工業傷亡、暴力增加及人口老化等問題又進一步導致醫院過度繁忙及擠迫。經濟發展孕育了大量中產階級,他們比較富裕,學識高(包括醫學知識),期望也高,要求方便及有效的醫療服務,急症室服務便是其中一例子。加上政府醫生的無上權威不再,只被視為服務提供者,投訴及訴訟日益增加。

與此同時,科學及技術的進步,大眾醫學知識的劇增,無可避免地需要醫學分科專業化。麻醉科(Anaesthesiology)、外科(Surgery)、骨科(Orthopaedic)、心臟科(Cardiology)、危重病學及深切治療(ICU)的進步,顯示以往認為不能救活的,現在可以成功復甦;以往無法醫治的,現在已有藥物或手術治療。六十年代醫學界領悟到"黃金一小時"的概念:嚴重病發或受傷初期的快速診治,在減低殘障及死亡率方面,優於其後的治療。如要提高治理及服務這類急症病人的水平,需要將急症室交付於有興趣以急症醫學及服務為終身職業的醫生。以上種種皆是現代急症醫學的催化劑。

急症醫學的起源

1962 年哈里普拉特爵士(Sir Harry Platt)發表關於英國急症服務的報告,因當時英國的急症室過度擠迫及服務欠善,他建議設立急症室顧問醫生領導運作以改善服務。這報告確立了英聯邦國家急症醫學現代化發展的方向,尤其是英國、愛爾蘭、香港及新加坡等地的制度。

1967 年英國急症室醫生協會(Casualty Surgeons Association)成立,提倡"只有在全職對急症室工作有興趣的顧問醫生領導運作下,急症室服務的水平才會得到改善"。

香港當時深受英國政策的影響,香港政府於 1974 年發表白皮書,計劃改善急症室的服務。1981 年香港委任首兩位全職急症室顧問醫生。

1983 年，英國愛丁堡皇家外科醫學院（The Royal College of Surgeons of Edinburgh）舉辦第一屆急症專科試。加上美加澳紐等國家在這方面改革的例子，奠定了香港急症醫學專科發展的方向。

表一　世界急症醫學發展的里程碑

1952 年	英國委任首位急症醫學顧問醫生
1967 年	英國急症室醫生協會成立（Casualty Surgeons Association）
1968 年	美國急症科醫學院成立（American College of Emergency Physicians）
1978 年	加拿大急症醫生協會成立（Canadian Association of Emergency Physicians）
1979 年	急症醫學在美加正式被認可為專科
1981 年	澳大利亞急症醫學會成立（Australasian Society for Emergency Medicine）
1981 年	香港委任首兩位急症科顧問醫生
1983 年	英國愛丁堡皇家外科醫學院舉辦第一屆急症醫學專科試
1985 年	香港急症醫學會成立（Hong Kong Society for Emergency Medicine and Surgery）
1986 年	中華急診醫學會（中華醫學會分會）成立（Chinese Association of Emergency Medicine）
1988 年	菲律賓急症科醫學院成立（Philippine College of Emergency Medicine and Acute Care）
1989 年	韓國急症醫學會成立（Korean Society of Emergency Medicine）
1993 年	急症醫學在澳洲正式被認可為專科
1993 年	新加坡急症醫學會成立（Society for Emergency Medicine in Singapore）
1994 年	台灣急診醫學會成立（Taiwan Society of Emergency Medicine）

1995 年	馬來西亞急症醫學會成立（Malaysian Society for Traumatology and Emergency Medicine）
1995 年	急症醫學在紐西蘭正式被認可為專科
1997 年	急症醫學在香港正式被認可為專科

香港急症醫學專科的建立

　　1985 年，當時全港 8 位急症室顧問醫生中的 6 人（主要是外科醫生），覺得有責任聯合所有以急症醫學及服務為職業的醫生、護士、救護員及有興趣的人士，共同努力改善本地急症室的服務，於是組成了香港急症醫學會（Hong Kong Society for Emergency Medicine and Surgery, HKSEMS）。學會的宗旨為：

　　1. 提高會員對急症醫學的興趣。

　　2. 透過社交及學術活動，加強會員間的了解及聯繫。

　　3. 為會員提供討論平台，並向有關當局反映意見，以維護會員的利益。

　　4. 聯絡其他地方的同類團體，提升急症醫學的知識。

　　早期的活動主要是學術交流，其後集中於急症從業員有系統的培

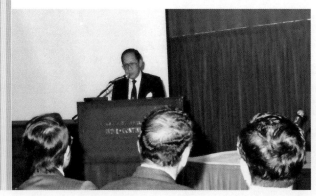

1986 年香港急症醫學會成立典禮，主禮嘉賓醫務衛生署副署長邱建江醫生致詞。

訓，包括醫生、護士及救護員。1991 年，與加拿大卑詩省的救護學院合作，為香港首次引入高級心臟生命支援術（Advanced Cardiac Life Support, ACLS）課程，其後陸續引入其他各類專業急救課程。

1993 年是急症室醫生失落的一年。香港醫學專科學院（Hong Kong Academy of Medicine）成立，但沒有將急症醫學納入為專科！於是急症醫學會向醫學專科學院展開遊說，得到醫學專科學院的主席及多名執委支持，並提議了很多改善的意見，為日後成為醫學專科學院一份子鋪平道路。

1994 年，鄧肇堅醫院成立急症科訓練中心，以應付日益增加的訓練需求，為香港的創舉。與此同時，急症醫學的科研發展也日漸成熟，香港急症醫學期刊（*Hong Kong Journal of Emergency Medicine*）第一期更於同年出版，為創立急症專科的夢想奠下了良好的基礎。

1996 年，香港急症科醫學院（Hong Kong College of Emergency Medicine, HKCEM）成立，其宗旨為：

1. 提高急症醫學的知識。

2. 發展及確保急症醫學最高的專業能力、水平及道德。

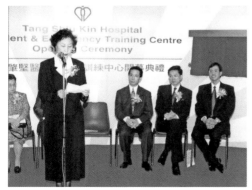

1994 年衛生福利司霍羅兆貞女士主持鄧肇堅醫院急症科訓練中心的揭幕典禮。

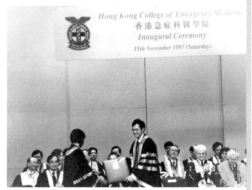

1997 年香港急症科醫學院成立典禮，主席鍾展鴻醫生頒發急症醫學專科文憑予創院院士。

3. 推廣醫生的在職培訓及舉辦急症醫學專科試。

4. 推廣急症醫學的科研。

1997 年，香港回歸中國，同年香港急症科醫學院被正式納入香港醫學專科學院為香港第 15 個政府認可的醫學專科，成為香港唯一可以頒授急症醫學專科文憑的法定團體。多年來的努力，終於夢想成真，有志者事竟成！

得來不易的東西，特別珍貴。急症專科獲正式承認後，急症科醫學院便立即籌備考試認證的工作，策劃急症科訓練課程及延續教育大綱。同年與英國愛丁堡皇家外科醫學院在香港合辦首次急症醫學專科試，顯示香港的急症醫學已達國際水平。急症醫學以博大為主，知識包羅萬象，個案無奇不有，簡直是生老病死的"萬花筒"，故需要發展專科分支，於是飛行醫學、毒理學、院前緊急救護服務、運動創傷、災難醫療、復甦學等興趣小組相繼成立。

香港急症科醫學院這"新生兒"朝氣勃勃，快速成長，立志救急扶危，一心一意改善急症室的服務，為香港市民提供優質的醫療。

表二　香港急症醫學發展的里程碑

1947 年	瑪麗醫院的急症室成立
1952 年	九龍醫院的急症室成立
1963 年	伊利沙伯醫院的急症室成立
1965 年	廣華醫院的急症室成立
1969 年	鄧肇堅醫院的急症室成立
1973 年	聯合醫院的急症室成立
1975 年	瑪嘉烈醫院的急症室成立
1981 年	香港委任首位全職急症室顧問醫生
1985 年	香港急症醫學會成立

1991 年	香港從加拿大首次引入高級心臟生命支援術課程
1994 年	鄧肇堅醫院的急症科訓練中心成立
1994 年	香港急症醫學期刊第一期出版
1995 年	香港中文大學委任首位急症醫學教授
1996 年	香港急症科醫學院成立
1996 年	瑪嘉烈醫院 24 小時急症專科醫生當值
1997 年	香港急症科醫學院被納入香港醫學專科學院，成為第 15 位成員
1997 年	與英國愛丁堡皇家外科醫學院在香港合辦首次急症醫學專科試
2000 年	與政府飛行服務隊成立飛行醫生隊伍
2005 年	香港中毒諮詢中心成立

急症專科的現在與將來

何曉輝

香港的急症醫學發展，在亞洲區內佔領導位置，跟國際比較，亦不遑多讓。香港急症醫學會 (HKSEMS) 早於上世紀八十年代中已經成立，澳洲與加拿大的相關急症醫學團體，亦是同期成立。30 年後的今天，香港急症醫學面對多方面的困難及處於發展路線的抉擇路口，何去何從，正是這一代急症醫學人的使命。

眾所周知，香港市民對高質素的急症醫療需求有增無減。在資源貧乏的工作環境下，要在服務提供與科研發展中，找到平衡點，談何容易！眼見不少同行身心俱疲地離開公營體系，但也有年青後進迎難而上，在繁忙工作中繼續專科的發展，殊不容易。隨着醫科畢業生人數在若干年後的增長，人手短缺的情況有望改善，服務與科研可並排發展。在傳統的香港醫療體制中，急症醫學訓練在本地大學醫學院課程中，所佔的比重非常不足。醫生實習的一年，往往是選擇未來專科培訓的溫牀，可是實習醫生從來都沒有被安排到急症室作工作體驗，間接影響有志者投身這專業。隨着香港大學設立急症科學系及醫管局有計劃安排實習醫生到急症室工作，新一代醫生對急症醫學有更深入及全面的認識，有利將來的培訓及專業發展。

急症室專科的課程改革

目前的急症專科醫生培訓課程，大抵上是香港急症科醫學院在 1997 年成立時的"產物"。六年的課程以三段期考作骨幹，採取學分制，除了科研項目和兩個半年的內外科培訓外，沒有強制必修課程，亦不需要到不同急症室汲取經驗，只以期考成績定成敗。隨着世界醫學培訓新的發展趨勢，以考試成敗作為評核基準的（Summative）制度，將逐漸被強調階段性發展的強制必修課程（Formative）所取代。香港急症科醫學院教育委員會已經展開課程內容和評核方法檢討過程，並逐步落實改革，務求每位香港急症專科醫生都能符合世界水平的要求，繼續為香港市民及世界急症專科作出良性的貢獻。

在醫學史上，每一個專科發展的必經過程，就是亞專科（Subspecialty）的誕生。香港急症專科經過 17 年的成熟發展，亞專科的出現是必然的趨勢。在較發達的急症醫學體系，有下列亞專科的設立：院前急救學、創傷醫學、臨床毒理學、災變醫學、觀察醫學、兒童急症學、重症醫學、深海及高壓氧醫學、運動醫學等等。在香港，臨床毒理學近十年的發展，都是由一輩急症專科醫生帶領，在香港中毒諮詢中心（HKPIC）漸漸成長。香港臨床毒理學文憑由香港中毒諮詢中心和香港急症科醫學院聯辦，已是香港醫務委員會認可資歷，在主要急症室亦設立了臨床毒理治癒中心。臨床毒理學在香港有足夠條件成為香港急症醫學第一個亞專科，籌備工作已經展開，預計 2015 年可正式成立。

2014 年對香港急症醫學是一個不尋常的年頭。在六月中旬，香港急症科醫學院協同國際急症醫學聯會（國醫聯）（International Federation for Emergency Medicine, IFEM），在香港舉辦每兩年一次全世界最大型的國際急症醫學會議。會議為期四天，參加人數接近 2300 人，來自全球 67 個國家，創下自 1986 年舉辦以來最多人數參與的記錄。這次會議的成功，不在於人數最多，而是會議的科研內容豐富，講者來自世界各地，沒偏重哪地講者，議程安排口碑載道，被稱譽為歷屆安排得最好的一次。這次會議亦是國醫聯第一次准許部分研討以英語外的語言舉行，在 100 多節的科研項目演講會中，有四節是以普通話進行的，給予中國大陸同業積極參與國際研討會議及交流的好機會。

此外，我院亦積極參與香港醫學專科學院與香港賽馬會慈善信託基金創辦的「災難防護應變教研中心」。這中心其他的合作夥伴包括香港社會醫學學院、香港大學李嘉誠醫學院、香港中文大學醫學院、美國哈佛大學和英國牛津大學。成立的目的是要集香港有關專業與國際知名學府，研究及教授災難防治及處理等知識。這正是災難醫學在香港發芽的開始，為未來我院成立另一個亞專科創造條件。

香港急症室小知識

1. 全港現時共有 18 所急症室，分別位於：		
一．港島		
瑪麗醫院	律敦治醫院	東區尤德夫人那打素醫院
二．九龍		
伊利沙伯醫院	廣華醫院	基督教聯合醫院
瑪嘉烈醫院	明愛醫院	仁濟醫院
三．新界及離島		
威爾斯親王醫院	屯門醫院	將軍澳醫院
雅麗氏何妙齡那打素醫院	北區醫院	博愛醫院
北大嶼山醫院	長洲醫院	仁安醫院（私營）
2. 本港最早設立的急症室是瑪麗醫院急症室，在 1947 年正式開始運作。		
3. 本港最晚落成及啓用的急症室為北大嶼山醫院急症室，在 2013 年 9 月 24 日才正式投入服務。		
4. 屯門醫院急症室為全港最繁忙的急症室，平均每天的求診人數約達 600 人。		
5. 長洲醫院急症室為全港規模最小的急症室，求診人數也最少，平均每天只有約 30 人。		
6. "符合資格人士" 的急症室服務收費為每次診金 100 元。		
7. "非符合資格人士" 的急症室服務收費為每次診金 990 元。		
8. 截至 2014 年 9 月止，本港共有 301 名急症科專科醫生，另有 179 名醫生正接受急症科專科訓練。		

別樹一幟的專科

鍾浩然

"以你專業的判斷，你認為需要轉飛最近的俄羅斯聖彼得堡機場降落，以便把她送往當地醫院救治嗎？"穿着筆挺帥氣制服的機長，在我毫不察覺之間從駕駛室走進了機艙，無聲無息地站到我的身旁，以一口純正的英語向我了解情況，但一臉權威的姿態難掩臉龐上凝重的神色。

這不啻是個十分艱難的決定。轉飛另一個機場顯然會擾亂機上所有乘客的行程，航空公司也要為乘客額外支付上百萬港元的食宿和燃油費用。另一方面，由於航機上各種原因的制約，不可能即時診斷出依然迷迷糊糊地躺在我腿旁的少女的正確病因。不轉飛可能導致病情惡化，甚至有性命之虞。雖然有國際航空法例保障自願幫忙拯救空中事故的醫護人員，但錯誤的決定畢竟也可能使志願者捲進不必要的法律訴訟，所以義務拯救組中的三位醫生在那關鍵時刻對轉飛與否展現了明顯的內訌。

約 45 分鐘前，當地時間 2007 年 7 月 13 日凌晨一時許，在一班從英國倫敦希斯路國際機場飛返香港的波音 747 航機之內，各人漸入夢鄉之際，廣播系統突然響起令人不安的聲音，要求機上的醫護人員協助搶救一位在通道上摔倒後昏迷不醒的乘客。身為急症科醫生，我自然當仁不讓。

突發的機上昏迷

病者是位廿餘歲的韓籍少女，身上沒有明顯傷痕，但格拉斯哥昏迷指數（Glasgow Coma Scale, GCS）只有 6 分，處於嚴重昏迷狀態，且心跳也較快。除此之外，一切維生指標尚算正常，血糖水平也無恙。當時另

外還有一位英籍血液學家和一位台灣骨科醫生上前施援，大家在知悉我
的專業後一致同意讓我當搶救小組組長。

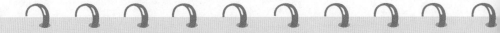

格拉斯哥昏迷指數（GCS）

維生指標（Vital signs）一般指由意識水平（Level of consciousness）、心跳頻率、
血壓、體溫、呼吸頻率和血氧飽和度（SpO2）組成的客觀而重要的整體健康
評估數據。意識水平以格拉斯哥昏迷指數鑑別。該指數對肢體活動反應、
眼睛開合和語言反應三方面逐一作出評分，以其相加之總分評定一個人的
意識水平。總分最高為 15，代表完全清醒；最低為 3，代表最深層的昏迷；
9 分以下已是嚴重昏迷。在救治創傷病症時，若病者的 GCS 得分低於 9 分，
則必須儘快為其插入氣管內管（Endotracheal tube）保持氣道暢通，並以人工呼
吸機（Ventilator）維持生命，爭取時間找出昏迷的原因，繼而給予相應的治療。

三位醫生於是一同蹲在機門附近過道上的一小片空間為病人搶救，
數位機組人員則站在我們身後從旁協助。陌生的環境、侷促的空間、顛
簸的飛機、昏暗的燈光、嘈雜的背景、驚惶的乘客、短缺的醫療儀器和
藥物……惡劣的處境使救援工作舉步維艱。

機上儲備的醫療用氧氣和生理鹽水（Normal saline）不久已告用罄，
然而病人情況並沒好轉，三位醫生開始出現救治方法上的意見分歧。隨
着時間過去，危機的氣氛彌漫在機艙的每個角落，病人危在旦夕。我以
專業的判斷婉拒了其他兩位出於好意、但對病人可能造成嚴重潛在危險
的建議，主張保守性治療和繼續觀察。

我雖然不知道病人昏迷的真正原因，但憑多年急症室工作經驗和當

時的臨床觀察，判斷病人並沒有即時生命危險，心肺功能正常，且沒有頭骨破裂或顱內出血的跡象。昏迷似乎與不正常的心理和精神狀態有關。儘管那位英籍醫生因覺得病人情況嚴重而極力主張及早着陸，但我深信自己的判斷是正確的，於是堅定地回覆機長，暫時毋須轉飛，有需要時另行通知，且應允全程照顧病人。機長毫不遲疑就接受了我對事態的分析，並採納了我的建議。

隨後機員把少女安置在頭等客艙內休息，而我則繼續留在經濟客位。是夜客機上反覆播放着意大利著名歌劇《杜蘭朵》（*Turandot*）中那段家傳戶曉的詠嘆調《公主徹夜未眠》（Nessun dorma），而我那晚亦真的徹夜難眠，兩度被機員喚醒，為病人在狹長的過道上前後奔走。翌日抵達香港，少女完全甦醒過來，向我道別。下機時，機組人員列隊致謝。

身旁的乘客問我何以下此冒險決定。我說："一點也不冒險，其實當時已成竹在胸。其他專科的醫生大都只專注於治理病人局部的問題，只有急症科的醫生才能在最嚴苛的環境，於極短時間內憑藉臨床技術對病人作出準確的全面性評估，並作出適當的反應。而我就是急症科專科醫生，這些場面早已在日常工作中司空見慣。在旁人眼中的冒險，對我們來說只是家常便飯而已。"

跨專科的邏輯與應變力

香港的公立醫院很早就設立了急症室，但卻缺乏專屬的急症科專科醫生和護士，工作人員都是由各科湊合而成，並沒有接受全面的急症醫學訓練。因此，以前的急症室並不具備足夠的能力提供全面和高質素的急診服務，只能把較嚴重的病人悉數收進醫院病房接受後續治療，故急症室一直以來都被行內人戲稱為"只懂把病人收進醫院的部門"。

這個情況一直到 1997 年終於得到了根本性的改變。香港急症科醫學院於同年 1 月成立，成為本港最後一個成立的醫學專科，距今只有區區17 個年頭，故把急症專科比喻為醫學界中最活力充沛的青年，一點也不為過。長久以來其他專科的醫護人員對急症科持有的誤解和偏見，可引孟子"有不虞之譽，有求全之毀"之言，急症科醫生已不再拘泥於別人的看法，只着眼於把自己的能力發揮到極致。

相對於醫院其他部門只集中治療某一專科的病症，急症科處理的卻是包括所有學科及各種不同嚴重程度的疾病。急症醫學的範疇廣闊無邊，救治的病人不分男女老幼，處理的病症涵蓋內科、外科、兒科、婦產科、骨科、腦外科、眼科和精神科等所有臨床科目，對醫護人員的專業知識和反應能力因而提出了極高的要求。由於各種客觀原因的制約，對某些病人的正確病因無法在短暫的診症時間內確定。但即使如此，急症科醫生也有能力在極短時間內，在病歷不明、檢測設施不足的情況下，憑藉臨床經驗和技術，對病人作出準確的整體性評估，並給予相應的適當處理。急症科是一所醫院裏治療病人年齡跨度最闊、病症種類最繁複、危急情況最頻密的部門，其他部門難望其項背。以一支軍隊比喻醫院，急症科團隊就如上天能飛，入水能游；既能開汽車，又能駕飛機；既能射擊，又能操控大炮的特種兵，儼然隊伍中的萬能老倌，在各種嚴苛的環境下對所有緊急情況均能作出快速反應。

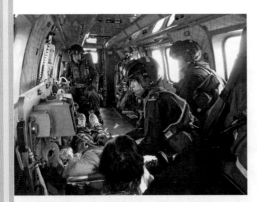

香港政府飛行服務的飛行醫生和飛行護士大部分任職於各急症室。

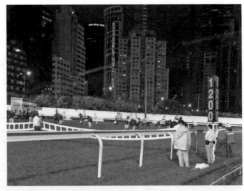

本港舉行的每個賽馬日都有急症科專科醫生和護士擔任駐場醫療隊職務。

　　幾乎所有在醫院內接受治療的病人都是經急症室進院的，所以急症科醫護的閱歷之廣肯定是各科之冠，亦只有急症科醫護才有機會接觸類型最齊全、情況最變化多端的病症。鑒於急症科醫護人員擁有獨特的專業技能和豐富的臨床經驗，是承擔一些特殊救護任務的不二人選，因此社會上很多特別的醫療崗位都可以一睹他們的風采。例如，香港政府飛行服務隊的飛行醫生（AMO）和飛行護士（AMNO）、醫管局海外醫療支援隊（HAOMST），及在本港舉行的國際重要體育盛事的駐場醫療隊等職務上，皆多由急症科的同袍擔任。遇上災難事故，由急症室醫生、護士和助手組成的醫療隊，能瞬間化身為無遠弗屆的急救機動部隊，乘坐救護車火速趕赴災難現場，走到危險的最前線，拯救處於生命邊緣的人。

　　回到文章開首的事件，那架 747 客機對醫生來說，是個極其惡劣的工作環境。無論施援者平常在他的專科領域多麼傑出高明，當遇到緊急情況，被迫要迅速作出艱難的決定，對其臨床應變和心理承受能力都必然是個嚴峻的考驗。面對並非自己專業的病症時，不熟悉急症處理方法的醫生往往束手無策之餘，更會因為救人心切而在壓力下犯錯。例如在以上例子，當飛機上的生理鹽水用罄後，其中一位醫生曾提議替少女從

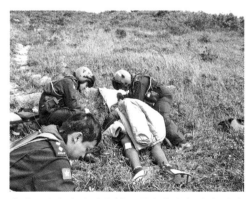

本港不少急症室的醫護人員都擁有極豐富的院外急救經驗。

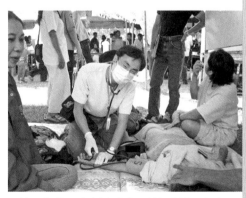

醫管局海外醫療支援隊成員劉炳發護士在南亞海嘯中為傷者治療。

鼻孔插入塑膠管，繼而灌水至胃部以補充水分。此想法着實十分不智，因為在那個環境無從得知塑膠管會進入氣管還是食道。當時清楚了解到若把開水錯誤地經氣管灌進肺部，會使少女窒息而死，便斷然拒絕了該提議。我從沒懷疑那位醫生的好意，希望為病人出一點力。但好意有時候可能會釀成無法彌補的災難性後果。面對相同的壓力，那位英籍血液學家的信心明顯出現動搖，故保守地極力主張轉飛。當時我從沒有對自己的分析有過半分懷疑，所以力排眾議，否決轉飛的念頭，結果證明決定是正確的。我能作出正確的決定，源自從事急症室工作多年累積而來的急救經驗和觸覺。

急症室對於其他科的大部分醫生來說，就彷如那架 747 客機的機艙。在千鈞一髮之間決定生死的危急關頭，並非每個人都擁有良好的心理質素，承受那種不能出錯的壓力而仍能應付自如。很多危急的病人被送進急症室時，就如那位少女一樣，連自己的病況也沒法清晰地告訴醫生。急症科醫生也沒法像各科病房的醫生那樣，可以動用各種檢測方式和擁有充裕的時間來追尋病因。雖然承受着諸多掣肘和壓力，但在無數變幻莫測的險情之中，急症科醫生往往依然能夠藉着獨特的臨床技能，找到那個最精準的答案。

這個例子正好說明，遇上緊急醫療事件，成功搶救與否並不取決於醫護人員數目的多寡，而在於有否合適的人選。對於遇險者而言，相信他們心裏衷心希望把自己的生命交託於急症科醫生之手。

急症室醫生的一天

鍾浩然

"這病人不行了，可能已沒有了 pulse（脈搏），快點 bag（用袋瓣面罩 BVM 協助呼吸）他！"

我瞥了病人不到兩、三秒鐘，便顧不上平常溫文爾雅的舉止態度，向正推着側卧在牀上的病人往搶救室（Resuscitation room，俗稱 R 房）的護士高聲吼叫，發出警號。病人全無氣息地癱軟在牀上，一動不動，紫藍色（Cyanotic）的臃腫臉龐昭示着他的呼吸已衰竭（Respiratory failure），正在鬼門關前作最後的徘徉。

為了要寫好這篇文章，我在剛上班的時候已決定把自己今天看過的每一個病症，都在腦袋中闢出一個特殊角落，完好無缺地儲存下來。以上那位病人原本是我早更下班前最後一個病症，想不到卻遇上整天最令我震撼的情景，疲憊的身軀驟然躍動起來。

沒有脈搏的求診者

這名中年男子早前獨自乘的士到急症室求診，惟到達急症室大門前已失去知覺。司機大驚之下跑進急症室求救，護士和救護員合力把病人拉下車，用推牀將他移送往搶救室的途中，被我在過道上無意間遇上。

護士隨即一面 bag 着，一面迅速把他推進 R 房。我沿途在牀邊以指尖檢查他的頸動脈脈搏（Carotid pulse），證實他已喪失了脈動，正處於心肺停頓（Cardiopulmonary arrest）的死亡狀態之中。

我一面指示護士們馬上開展心肺復甦法（CPR），一面吩咐助手透過廣播系統呼召其他醫生前來幫忙。當兩名醫生陸續到達之際，我已為

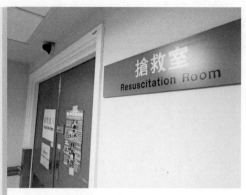

急症室的搶救室是真正的起死回生之處。

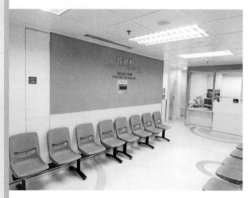

急症室的 X 光部。

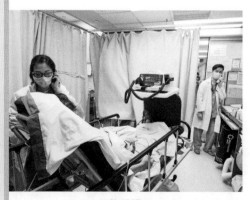

急救現場。

患者插了氣管內管（Endotracheal tube），以維持呼吸道（Airway）暢通，並連接了呼吸機（Mechanical ventilator）協助其呼吸。無需多說，眾人已極具默契地各施其職，為他建立起靜脈管道（Intravenous access）、注射急救藥物及在電腦上翻查過往的病歷資料。

儘管他已不能親自講述自己的病情，但結合電子病歷資料和臨床評估結果，我很快就作出結論：擁有哮喘（Asthma）病史的病人今天因病發而引起嚴重的重積性氣喘（Status asthmaticus），在抵達醫院前已誘發呼吸衰竭，隨即導致心肺停頓。經過約 10 分鐘的心外壓，並注射了數瓶腎上腺素（Adrenaline）後，病者在黑白分明的兩個世界的邊緣驀然回首，停下了徘徊的腳步。

他，回復了心跳。

我馬上為他注射了氫羥腎上腺皮質素（Hydrocortisone）、硫酸鎂（Magnesium sulfate）和泛得林（Ventolin）等一切派得上用場的哮喘急救藥物。緊接着，傳召了深切治療部（ICU）的當值醫生到急症室會診。在進行了心電圖（ECG）、肺部 X 光和血液氣體分析（Blood gas analysis）後，證實病人救活後出現極嚴重的呼吸性酸中毒（Respiratory acidosis），但情況已逐步受到控制，終被順利送進 ICU 作後續治療。

處理完這病症，我可以安心下班了。遺憾的是，我只完成了一個半天的工作。回家短睡片刻後，晚上我得重回這片戰場。

On shift 9 小時

受電視劇的影響，很多人以為公立醫院的醫生都要 On-call（候召）36 小時工作。其實戲劇的情節有不少誤導失實之處。真實的情況是，急症科醫生需要輪班（On shift）工作，而不需 on call。無論白晝黑夜、嚴冬酷暑，急症室都其門如市，所以每一分、每一秒都必須有醫護人員駐守。

急症科醫生的值勤表實行三更制，分早（A）、午（P）、晚（N）更，每更工作約 9 小時。早、午兩更每更約有 5 至 6 名醫生當值，兩更之間有兩至三小時的重疊時間，以應對午後出現的人潮。晚更一般在 11 時開始，由當天早更的其中兩至三名醫生當值，其中一位必須為資歷較深的急症科專科醫生，以便有效掌控各種突發情況。

今天我剛好當的就是早晚（AN）兩更。相對於資歷較淺的駐院醫生只需專注於新症的臨床診治工作，作為副顧問醫生，我的工作範疇更廣，責任也更多更重，所以一上班就不敢怠慢，馬上投入工作。

診症前的放射報告

趁着早上八時的急症室尚算清閒，候診者不多，我先審閱堆積如山的放射學報告。急症室每天都要為求診者進行大量的 X 光和電腦掃描（CT）檢查，由急症科醫生即時自行闡釋結果，並作出相應的處理。其後由放射科醫生（Radiologist）為每項放射學檢查作出詳細的書面報告。對於有異常的報告，資深的醫生必須翻閱病人的病歷記錄，核查主診的急症科醫生有否走漏了眼。如找到漏網之魚，就得安排病人回來急症室複檢。

同樣的審閱工作模式也套用在如血液、尿液等書面化驗報告上。一天下來，資深醫生可能要審閱數百份報告，因此常被頭昏眼花的感覺所困擾。

清理了疊成數寸厚的各種書面報告，覆診的病人也開始陸續出現。急症室每天診治數百名病人，當中不少人的病情既非嚴重至需要住院治理，也非輕微至看完就可了事，這組病人便成為在急症室覆診的最合適對象。急症室每天為約十至廿名這類病人覆診，以減輕病房和其他專科診所的工作壓力。病因由輕微肺炎（Pneumonia）、蜂窩織炎（Cellulitis）、工傷骨折，到跌傷碰瘀、狗噬蛇咬，包羅萬有，不一而足。

心跳極低的青年

"R房，Cat. two case（第二類分流級別的"危急"病症）！"在看了三、四個覆診病人後，傳聲器傳來了護士的求救聲。我馬上放下手中的工作，連跑帶跳地奔往 R 房。

"他剛才在地鐵車廂暈得很厲害，還有呼吸困難和全身乏力，心跳只有每分鐘三十多次……"護士指着心臟監察器（Cardiac monitor）說。廿餘歲的年青男子緊閉着雙眼，虛弱地躺在她身旁的病榻上。

我為他簡潔地問過病歷，做了身體檢查，並建立起靜脈管道，護理員也完成了心電圖。雖然心跳頻率只有每分鐘三十餘次，比 60 次的正常下限相差甚遠，但心電圖沒有其他異常之處，維生指數也正常。除了累一點，他沒有甚麼大問題。從病歷中我得知他自中學年代起心跳也只有每分鐘三十餘次，近日有傷風感冒的病徵，至此我用了不到五分鐘的時間就判斷出他的病徵並非由心跳太慢而起，只是由上呼吸道病毒感染（Upper respiratory tract infection, URTI）而致，並無任何危險。我為他注射了提升心跳的藥物阿托品（Atropine）後，心跳過了一、兩分鐘後已上升至每分鐘五十餘次。我決定為他拍過肺部 X 光後，就把他收進內科（Medicine）病房。

還沒來得及把病人送往放射室拍攝 X 光，另一名中年男子已被救護員簇擁着推進了 R 房。他的血壓低至 76/35mmHg，已陷入昏迷狀態，臨床診斷為休克（Shock）。由於急症室人手極度短缺，我決定接手處理這名休克患者，於同一時間內單獨救治兩名 "危急" 病人。

危殆的休克者

休克是極危急的情況，如不能在短時間內提升血壓，病者恐有性命之虞。但休克有不少原因，若找不到正確的病因，也難以對症下藥。病人由於昏迷不醒，故不能口述任何相關的資料。我被迫施展渾身解數，從電子病歷、身體檢查、心電圖等途徑中找尋線索，惟不得要領。最後我拿過超聲波（Ultrasound）探測器為他作臨床評估，終於揪出了元兇。

超聲波檢查診斷出病人的肝臟長出巨大的惡性腫瘤（Hepatocellular carcinoma），並因急性破裂而產生腹腔積血（Haemoperitoneum）現象，導致休克。由於病情極度危殆，我召喚了一整隊外科醫生（Surgeon）到急症室會診。在進行快速輸液、輸血和靜脈滴注強心藥（Inotrope）以穩定血壓後，病人被直接送進手術室進行緊急手術。為了處理這個複雜病症，整整花了我一個小時。

從這兩個同一時間在急救室救治的個案中，可以窺視到急症室醫生的臨床技術能力，必須能夠在兵荒馬亂之中，迅速分辨誰是危急病人，誰不是；且能為真正危急的人瞬間找出病因，並作出正確處理。

教導初級醫生

好不容易從 R 房全身而退，卻被一名初級的駐院醫生馬上逮個正着。她剛看了一位因摔倒而手腕折斷的年老婦人，由於她從未單獨為病人進行過克雷氏骨折（Colles' fracture）的閉合復位術（Close reduction），所以要求我示範一下該復位術的做法。於是我便指導她從注射鎮靜劑和止痛藥，到如何把斷骨拉直，再用石膏固定已拉回原位的骨頭，整個過程做了一次，並重拍 X 光證實達到預期的效果。急症室裏遇到的病症千奇百怪，因以前從未遇到而不懂如何處理的，情有可原。作為前輩有責任扶後輩一把，這也是高級醫生的日常工作之一。醫學界裏約定俗成的規則是，第一次看前輩幹，下一次就得自己來。醫生都是以這種直接得近乎苛刻的方式承傳技術的。

做完閉合復位術已是中午 12 時左右，候診者已把急症室候診大堂填滿了一大半。一天來說，急症室的求診人數大致有兩個高峰期，分別在午飯和晚飯前後的兩三小時。奈何醫生也是人，也得吃飯填飽肚子，因此醫生人手在這段時間內相對病人更是相形見絀。在高峰期內，非緊急病人的候診時間常長達數小時之久，不時引起急性子病人的惡言相向和投訴。但急症室醫生事實上從來沒有閒下來，只是在候診大堂咒罵着的候診者視線範圍以外，東奔西走而忙得焦頭爛額的樣子，羞於讓人一窺全豹而已。

蜂擁的候診者

作為當天的高級職員，我唯有不厭其煩地為不明就裡的語言攻擊替同事們招架。誠然，我心裏也有按捺不住的時候，想使出絕招一劍封喉。但武功高責任更高這道理始終能戰勝衝動，我只能在合情合理的擂台上，以太極招式的以柔制剛於較量中迫使怒氣沖沖的對手知難而退，以道理化解恩怨。不斷重複這種不見矢石的短兵相接，卻無可避免地使奄奄一息待救的那條等候隊伍更增長了一點。急症室本是為搶救病情嚴重至幾乎說不上話的人而設，現在卻彷彿變成了吆喝叫罵聲不絕於耳的市井茶館，我常為此而慨歎，世上何處仍有靜土？

求診者多，入院人數也隨之上升。醫院的病牀數目和醫護人員有限，無論在人力和資源上均不能承受超負荷的住院病症，不能不對入院者加以篩選。每天的其中一項重要任務，就是複查初級醫生建議入院的病症中，該住院的住院，可以安全回家的則安排在急症室、醫院專科診所或其他政府門診覆診的替代方案處理。一天下來，高級醫生可能要重看十數個這類病人。

下午二點看過最後那名"重積性氣喘"病人後，終於可以下班回家。梳洗用膳後，馬上鑽進被窩之中，尋找夢寐以求的寧靜安逸。

十餘年前剛開始在急症室工作時，整天的求診人數不足二百，故難以體會午睡這習慣是何等奢華。如今，一天的求診個案上升至近四百宗，而醫生人數卻不升反跌，故每逢早晚更之間的空隙，我躺在牀上，腦袋中只殘留下日劇《上帝請給我多一點時間》的名字……

重新接班

晚上 11 時，我準時回到了戰場。正常來說，晚上到急症室求診的病人比白天少很多，所以當晚更的醫護人數也相應大減。但剛上班時，午更留下的那條長長的候診人龍也夠讓人吃不消，要努力工作好幾個小時才可略為消化掉。如果當晚的初級醫生已有多年的工作經驗，午夜以後也沒有嚴重的交通意外，那麼忙到凌晨兩、三點應可稍微歇息一下，否則一直忙到天明也不是罕見的事。除了看症，我還要巡查在急症科轄下急症科病房（Emergency Medicine Ward）裏住院的病人，解決一些急切的臨床問題。

撇開普通的病症不談，在這個明月當空的晚上，我為一位全身抽搐近半小時的癲癇重積狀態（Status epilepticus）小童制止住痙攣，並把他送進兒科深切治療部（Paediatric ICU）。其後，政府飛行服務隊的同袍從某離島醫院把一名陣痛中的足月孕婦轉送到急症室。雖然我並不介意在急症室接生，但在為她作產道檢查後，判斷她還需待上好一段

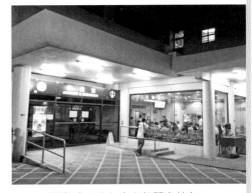

深宵時分的急症室仍門庭若市。

時間才能分娩，我便決斷地修正了計劃，改為把她送往產科（Obstetrics）的產房（Labour ward）去。及至清晨五時許，一名青年較早前向停泊在街上的汽車擲石塊，因被捕後語無倫次而被警員押解到急症室檢查。即使他表現得極端亢奮而答非所問，但也難逃法眼，我憑客觀的生理數據須臾便診斷出，他因過度服食"冰"或可卡因等類型的中樞神經興奮劑（CNS stimulants）而產生幻覺和失控行為。在為他注射鎮靜劑後，我把他收進了急症科病房，待稍後興奮劑的藥效退卻，再找精神科醫生（Psychiatrist）處理他的思覺失調（Psychosis）現象。

一天的全科診治

　　早上八時，我終於完成了一整天的工作。在兩更共 15 個小時裏，我看過的病人涵括了內科、外科、兒科、婦科、骨科、腦外科、精神科和眼科等所有臨床科目病症，當中有男有女，年齡跨度由數月大的嬰兒遠至百歲老人，嚴重程度由簡單如微不足道到危殆至早已氣絕身亡。一天之內，我嚐盡了人世間的疾病之苦，飽歷了其他專科的醫生窮一生也未必能察看透徹的人生之路。

　　一葉落而知天下秋，急症室這塊小天地彷若普渡浩瀚眾生，跨越生老病死各種塵世磨難的縮影。急症科醫生深刻了解自己工作的意義，也倍感任重而道遠，故夙夜匪懈，痌瘝在抱。就是為了這些擁有不盡相同的悲歡離合故事的病人，我跟其他的急症科同袍一道，即使這戰場日夜炮聲隆隆，仍願意每當衝鋒的號角再次吹響，就立刻披甲上陣，義無反顧。

急症室護士的一天

朱嘉麟

"急症室！很忙的！"

"急症室，沒有歇息的時間！"

這是事實，也是一般市民及護士對我工作地方的回應。老實説，急症室是一個工作量和壓力頗大的地方。它是一間醫院的大門口，也是一個醫療體制的進入點。病人及市民對公營醫療服務的信心也會藉此開始建立或摧毀。病人每年的求診人數逐年上升，病症種類、水準要求以及複雜性不斷增加，也因此令服務的難度有增無減。急症室無論在人員培訓、設備添置以及服務水平，都亦因此需要比以前有大大的進步。

急症室 24 小時營業，日中無休。經多年觀察，病人大多不約而同會在午飯和晚飯後來求診，星期一和公眾假期後更加是其門如市，可以在瞬間把彈丸之地擠得水洩不通，護士往往要在分流站和診症間忙得團團轉，務求把病人處理妥當，輪椅和輪牀亦不時出現供不應求的情況。因為地方不敷應用，往往要為安置好病人，特別是安老院的長者們傷透腦筋。來陪診的也習慣看着我們把病人推來拉去，冷靜地坐在一旁或者跟友人寒暄。非正式統計，一天裏大概有百分之七十的病人屬於被評為"次緊急"和"非緊急"分流類別的。這些被評為非緊急的病人可能需要用上三至四小時才可見醫生，我們不會拒絕他們看急症的要求，但會讓他們知道怎樣適當地使用急症室服務。他們一般都唯唯諾諾，在看看告示板漫長的候診時間後，就去餐廳吃頓飯或喝杯咖啡才回來，當然也有不少人在護士面前不停申述各種原因，祈求護士格外開恩提升分流類別，以縮短等候時間。急症室護士這工作做得久了，人生百態也能窺見一二。至於那百分之三十的緊急或病危的病人，有時候也彷彿湊在一起來，令繁忙的工作百上加斤。

接踵的緊急事故

一天早上剛交班，大家正忙着整頓核查儀器、添置藥品和複查上一更留下的病人，忽然接到消防處的通報電話："外籍女士，第二胎，懷孕39週，穿水，5分鐘後到。"

大家馬上安排房間位置準備接收病人，也準備把病人立刻送上產房。說時遲，那時快，救護車已抵達急症室大門口，立刻過牀，然後測胎兒心跳，也把醫生急召過來。病人原本已預約私家醫院生產，凌晨忽然腹部陣痛，短時間內見紅（Show）及穿羊水（Leaking），以為能喚救護車趕及到私家醫院生產小孩，但事與願違，救護車把她直接送來急症室。剛準備檢查產道，發現小孩已趕不及進入產房，隨時可以出生了。

一個年頭，急症室辦喜事的次數並不太多。總動員在搶救室把病牀位置調較好、準備接生用品、傳召當值的產科和兒科醫生……同時也讓實戰經驗不多的新同事一同協助，作為學習機會。不一刻，男嬰已呱呱落地。

同時，在分流站接收一名投訴胸痛的中年男士，經心電圖檢查發現為急性心肌梗塞（Acute myocardial infarction）。馬上安排給氧、接駁監察儀器、準備輸液，還要從搶救室抽調人手出來處理。由於同時間要處理三個緊急病人，立時忙得不可開交，瞻前顧後，爭取時間務求盡快轉送心臟病人到心臟科，進行緊急經皮冠狀動脈氣球擴張術（Primary percutaneous coronary intervention）。

正所謂"福無重至、禍不單行"，驟然聽到在分流站傳來叫囂聲，看到一名年青人在救護車的輪牀上大叫和掙扎，有兩名警察護送在旁。憑經驗知道這人可能神智混亂或有事故在送院前發生，所以馬上把他推入

"特別觀察"房間,以防他傷害自己和其他在場的無辜病人,同時向救護員了解事情始末。果然,這年青人有精神病紀錄,凌晨酒後在家中胡亂擲物,大吵大鬧,還用刀子威嚇家人,家人被迫報警求助。由於所有護士已在照顧產婦、新生小孩和患有心肌梗塞的病人,所以要請求在場警察、救護員和醫院保安人員共8人一起為這年青人穿上約束衣(Restrainer),勸告他要保持冷靜和自制,等候進一步觀察和診治。

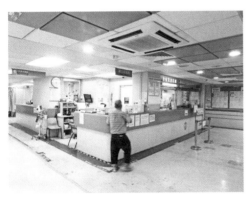

為病人分流是急症室護士一項重要的日常任務。

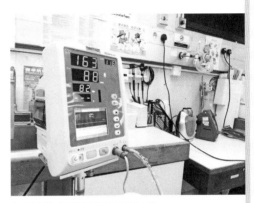

每天需進行極煩瑣的監護工作。

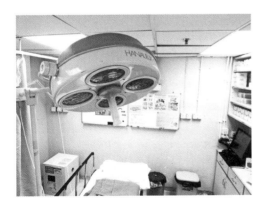

為各類傷口進行縫合手術是一項技術要求較高的工作,本港整個護理界只有急症室護士擁有這項特殊技能。

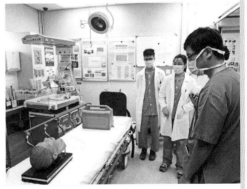

急症室護士常與受訓中的年青急症室醫生進行模擬臨床案例的聯合演習。

護士的角色和工作

　　短短一小時裏，三個病人已使我們疲於奔命，所以當緊急病人離開後，馬上讓同事們休息一下，放鬆一下精神，以應付隨後絡繹不絕來求診的病人。在急症室工作，每每遇上頃刻間分秒必爭的情況。急症室護士跟其他病房的護士比較，除了需應付各類難得一見的急救任務外，每天更要獨力承擔一些如分流（Triage）和縫針（Suturing）等高技術、高壓力的特殊工作，所以在工作中必須盡量兼顧各同事的能力和維持正常的部門運作，平衡利弊以達到亂中有序的境界。

　　每天上班，都會遇上不同的病人，帶着不同的訴求和理由到來，永遠都不知道下一分鐘遇着怎樣的人和事。雖然上班不會遇着槍林彈雨的場面，但是每時每分都充滿着挑戰，因此培養良好的溝通技巧和情緒管理，是急症室護士具備專業知識以外的隨身裝備。

　　急症室的護理環境與其他病房亦大為不同，病人的流動性十分高，診治和護理後就會馬上離開。即使需要觀察的病人所要進行的護理也不大相同。病人無論是傷風感冒、腰酸腳痛，以至各樣創傷，也都急着離開。我們除了能滿足他們的求診目的和治療需要外，似乎要為這些過客留下良好印象也確實不容易。

　　壓力，除工作量外，每天總是難免要面對不同的投訴。它們大多都是衝着護士來，無論醫院環境、等候時間、職員態度和治理安排等投訴，打頭陣的一般都是由護士來應對。

　　"姑娘！等咁耐唔病都等到病啦！你哋點做野㗎！"

　　"阿婆我幾十歲，做乜唔睇我先！"

　　林林總總的説詞，一般都先聲奪人，希望能馬上為他們處理，但是我們都會先了解事情後，再想解決辦法。如果不是合理的要求，只能苦口婆心地向他們解説，希望他們能諒解我們的難處和希望病人能夠合作。

　　每天上班八小時，雖然不是每天都發生緊張刺激得像電視劇般的情節，但是危急的事情往往都是未能預測的。面對龐大的工作量以及維持優良護理質素的宗旨，急症室護士只能掌握緩急先後的原則，憑經驗和指引冷靜分析，安排工作，解決事情。同時，我們亦十分需要市民的合作和體諒。

第二章

解構急症室

急症室的十五個基本部件

黃浩東

"嘶啦"一聲,布簾被拉開。主診醫生走出來,焦急的家屬一擁上前,追問:"醫生、醫生,我媽媽怎麼樣了?她嚴重嗎?"

在港式肥皂劇裏,這樣的情況經常出現。鏡頭前見到的,就如上述一樣,只見幾張等候的座椅、綠色的布簾和一羣焦慮的家屬,看似極其簡單。真實的急症室比一般人想像中大,在此先介紹本港急症室的基本組成部分。

分流站 (Triage station)

急症室等候時間長是天下皆知的事,濫用與不濫用,很難下定論。人是自私的,病倒了,總想快些見到醫生,快些得到治療。可是,病人眾多,資源有限,總有一些病人是真的要先處理的。真正的急症並沒有先到先得的概念。真正緊急的,就要急着去先行處理,其餘的病人只好排隊等候了。但誰去決定先後次序,以保障患上重病或危急的病人呢?這就倚賴我們的分流站了。

看醫生前,病人或家屬先要到登記處,出示身分證明文件及繳交費用,之後才到分流站。急症室的分流站十分繁忙,主要由護士駐守。他們會先替病人簡略地問症,然後量度維生指數 —— 血壓、脈搏、體溫、血

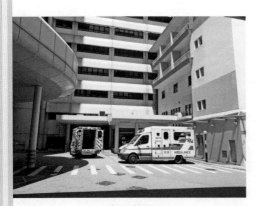

急症室大門。

液含氧量、清醒程度。之後就以病症類別、客觀的維生指數數據及身體狀況作出分流。第一、二級為緊急病人,第三級為半緊急病症,而第四、五級為非緊急病人。

非緊急的病人等候區

通常同是大堂等候區。由於被分流為非緊急,所以便被編排號碼以先後次序等見醫生。傷風咳嗽、皮膚問題、痾嘔肚痛等病症,一般屬於此類。如果碰巧有危殆病人要進行搶救,又或遇上大型交通意外或災難事故,由於醫護人員都被調派處理危急的病人,所以此區病人的輪候時間無可避免地有所延長。

警崗

一般設在非緊急病人等候區附近。不要小看這警崗,每天 24 小時都有警察駐守。每遇到一些涉及暴力的病人或病症時,便可能需要警方介入。譬如因毆打而受傷,在家庭暴力案件中受傷,甚至被狗隻咬傷,警方在其中都充當重要的角色。

搶救室(Resuscitation room,通稱 "R 房")

基本上它是急症室的靈魂。一切爭分奪秒的事情就在此發生。緊急的病症如心肺停頓(Cardiopulmonary arrest)、癲癇

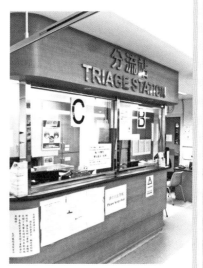

分流站。

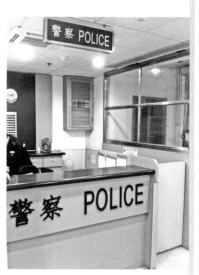

警崗。

發作（Epilepsy）、心肌梗塞等，都會被送進搶救室。如果沒有搶救室的案例，便不會有像《ER》、《仁心仁術》這類電視劇所拍攝出的許多驚心動魄的場面了。當病人在分流站被定義為緊急病例時，便會被立即安排送入搶救室治療。搶救室內有大量儀器，包括心臟除顫器（Defibrillator）、胸腔引流管（Chest tube）、心臟監察儀（Cardiac monitor）、呼吸氣道的插喉管（Endotracheal tube）等等，還有各式各樣常用的急救藥物。由於搶救時分秒必爭，因此許多時候都由多位醫護人員組成的團隊來處理。經醫生作適當的評估、診斷及急救後，如病人的情況能穩定下來，絕大部分情況都會被安排住院，以作進一步觀察。可以說，搶救室是急救兼穩定病人的狀況的首個關口。

創傷室（Trauma room）

創傷室其實是另一個搶救室，所以某些空間狹小的急症室不會另設創傷室。在設有創傷室的急症室，它除了有普通搶救室的各種儀器，更有不少與創傷處理有關的設備，如超聲波、胸腔引流、保護頸部背部的膠板、保護上下肢骨折的夾板、氣墊等等，還有輸血的器具。創傷室平時並不常用，但遇到車禍或工業意外中嚴重的受傷患者，這裏就大派用

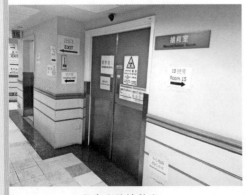

急症室的搶救室。

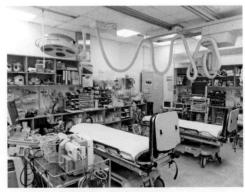

搶救室內的醫療設施。

場了。駐院的外科、骨科、腦外科及深切治療科醫生常被傳召到創傷室會診，以確保重傷者得到最適切的治療。由於傷者往往多處部位受傷，在處理傷者後的創傷室總是一片凌亂。有部分嚴重內臟受傷的病人甚至會從創傷室直接送往手術室，進行緊急手術。

半緊急區

有些病症不可拖延太久，例如哮喘發作（Asthmatic attack）、心絞痛（Angina），孕婦肚痛、作動或出血等等，病情可能在短時間內轉差而容易引致生命危險。這類情況屬半緊急，大致會在半小時內得到處理。情況如真的突然轉差，亦有可能被送往搶救室搶救。

診症室（通稱 walking clinic）

專為第四、五級非緊急病人診症用的房間，與一般診所的診症室無異。

觀察室（Observation room）

病人經醫護人員檢查之後，有時需要作進一步的處方治療。譬如肚痛需要打針，醫生想了解病人稍後有否好轉，病人一般被安排到觀察室稍作休息，待後再檢查。觀察室內有護士駐守，若病人在觀察等候期間感到不適，護士便需為病人再進行評估，以及通知相關醫生病人的最新情況。通常病人逗留在觀察室內約半小時至數小時不等，視乎個別情況而定。

保安崗位

醫院是公共地方，任何人都可出入。急症室有大量病人聚集等候治療，在緊急與非緊急的病症當中，有等候得不耐煩而動氣的、有精神失常的、有酒醉鬧事的，也有誤打誤撞的人，都要保安員來協助處理及維持秩序。因此，急症室是全醫院保安員最集中的地方。有需要的時候，他們也會像警員一樣要求支援，所以偶爾有超過十名保安員出現在急症室也不足為奇。

X 光室及 CT 房

顧名思義，X 光室就是拍 X 光的地方；CT（Computed Tomography）即電腦掃描。大部分急症室每天處理數百名病人，其中不少在醫生檢查後需要 X 光或 CT 幫助診斷。各類創傷病症少不免要作放射性檢測（Radiological investigations）以判斷有否骨折或傷及內臟。若懷疑肺炎、腎結石等，通常都要 X 光檢查幫忙進一步確認。懷疑腦中風（Stroke），便要進行腦部電腦掃描。曾到訪急症室的朋友該知道，最繁忙的地方除了分流站與搶救室外，就是 X 光部了。

小手術室（Operation room）

小手術室是每個急症室必備的設施，專門替病人作傷口護理。常見的四肢、下巴、嘴唇、頭皮受傷等，都在這裏處理。許多病人以為傷口護理或縫針是由醫生處理的，其實並不盡然。在這些技巧上，急症室護士反而比醫生更熟練，所以這方面的工作常由護士擔當。

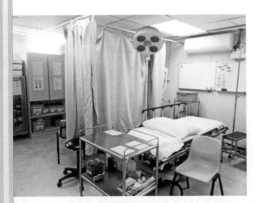

小手術室。

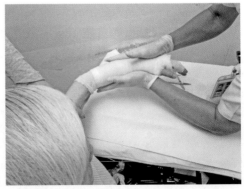

“石膏師傅” 正在石膏室內為左腕骨折的病人打石膏。

負壓室 (Negative pressure room)

多年前的急症室並沒有負壓室。自從 2003 年出現 SARS (沙士) 疫症後，醫護界意識到這類呼吸系統疾病的特別處理方式。為了避免高傳染性的病人將病毒向四周散播，負壓室的特點就是透過獨立的抽風系統，將室內的空氣抽到室外，令房內空氣變成單向流動，減少病毒散播的機會。早前禽流感盛行時，每當有病人出現發燒及流感徵狀，而又曾接觸禽鳥及曾往返內地，我們都要安排他們先到負壓房等候檢查。

PAD 房

這是一間很古怪的房間。四面都是牆，只有一道門，椅子也欠奉。這個房間是供精神失常或有暴力傾向的病人使用的。四周的牆上都鋪有軟墊，以防病人突然失常，以身體撞向牆壁而受傷。

石膏室

遇上簡單的骨折個案，便要找 "石膏師傅" 來 "打石膏"。他們都曾受專業訓練，打石膏的過程很快，骨折的地方經石膏固定後可顯著減輕痛楚。

停屍間

醫生並不是萬能的。我們是人不是神，沒有起死回生的本領。如病人在送院前已沒有生命跡象 (即失去了呼吸和脈搏)，即使被送到急症室，能存活的機會也十分渺茫。急症室每天都總有生離死別的情景，死者的遺體均會先放在停屍間，以等候親人前來確認身分和道別。急症室如戰場，剛有病者不幸死亡由搶救室送到停屍間，轉眼間又有另一位要急救的病人被送進搶救室了。

多年來急症室的醫療需求已經十分繁重，空間亦日趨擠迫。隨着社會的進步，時代的變遷，舊有的急症室已開始不能應付現在的需求。已翻新或新落成醫院的急症室都會較寬敞，設備亦更先進。當然，除了應付日益增多的需求外，別忘記急症室是真正救急扶危的地方，人手和資源運用得宜，才是社會大眾最希望見到的。

急症室的常用儀器

黃浩東

"Clear, clear, everybody clear!"

一下子的電擊，病人的脈搏回復過來了。

電視觀眾印象最深刻的，就是急症室醫護人員起死回生的技能。事實上，沒有儀器的輔助，許多病症都沒辦法得到適當的監測及處理。情況就好像醫生在街上遇到有人暈倒在地上，除了基本的檢查及心肺復甦外，便只能如普通市民一樣盡快電召救護車到場協助。以下將詳細介紹一些在急症室較常用的儀器。

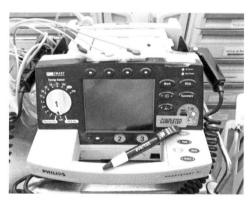

心臟除顫器透過施放高壓脈衝，能以電擊方式為心臟除顫（Defibrillation）和復律（Cardioversion），是治療心室顫動（VF）和心室性心搏過速（VT）的必備儀器。

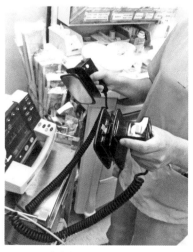

心臟除顫器上的電擊器。

心臟除顫器（Defibrillator）

　　這就是我們為病人"電擊"的儀器。在不少的肥皂劇裏，心臟監測儀顯示病人的心跳成"一直線"，儀器"呡呡"聲長響，醫生立即鎮定地為病人進行電擊，整個病人隨即彈起，心跳就回復過來。這些畫面其實是不正確的。

　　顧名思義，心臟除顫器是用來"除顫"的。甚麼是"顫"呢？"顫"即"心顫"（Fibrillation），指心臟不受約束地顫動。一般人的心跳都是靠心臟肌肉的抽動，先由心房（Atrium）到心室（Ventricle），有規律地一下一下舒張，再將血液均勻地帶到身體各個重要的器官。如果心臟出現問題，例如突發心臟血管栓塞，就有機會令心臟肌肉無法正常跳動，而出現心室急速顫動，就好像我們運動時小腿突然抽筋，無法正常運作一樣。

　　心室顫動（Ventricular fibrillation）其實是心室無法做到有力地舒張，血液不能正常及有力地排出，就會出現各器官缺氧的情況。這時需要用高伏特的電流通過心臟去"除顫"。做法是先把病人胸口的衣服拉開，在胸前貼近心臟的地方放上兩塊可傳電的軟墊（Pads），把心臟除顫器的電流調較好，雙手拿起除顫器，放到病人胸前目標位置，先按充電，然後電擊。受過訓練的醫護人員都會在按掣電擊前一刻大叫："Everybody clear"或"Clear"，以確保自己及其他人的身體已離開了病人的牀邊，否則那高伏特的電流便會傳到自己或其他醫護人員身上而導致"誤擊"，變相多了個病人要急救。必須再三強調的是，如病人已沒有心跳而心臟監測儀上只見到一條直線，即代表病人心臟毫無活動，這時用除顫器是

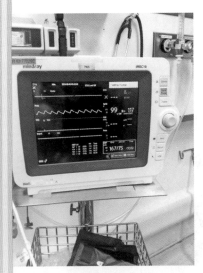

心臟監測儀。

沒有用的，只能用最原始的心外壓，希望病
人能回復心跳。

心臟監測儀（Cardiac monitor）

　　專門監測病人心跳、心律和血壓的儀
器。正常情況下應該見到有規律的心跳圖
形，如病人出現心室顫動便會出現如蛇狀的
起伏。如病人沒有心跳，心房心室全無活動
的話，便只剩下一條直線，儀器亦會 "啲啲"
聲長響。

脈搏血氧儀（Pulse oximeter）

　　夾在病人手指上，便可知道血液的含氧
量。原理是透過手指末端動脈與靜脈內血
液的波段的分別，透過紅外線計算血液含氧
量。正常的讀數介乎 96-100%，讀數在 90%
以下則代表身體嚴重缺氧。但如果病人手指
溫度太低、塗上指甲油、周邊燈光太暗等，
或有機會影響讀數。

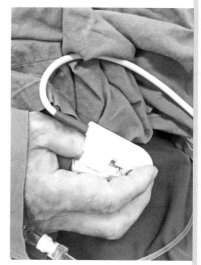

脈搏血氧儀。

心電圖（Electrocardiogram, ECG）

　　這儀器已有近 100 年的歷史。它能反映
心跳心律的情況之餘，更可頗準確地反映病
人有沒有急性心肌梗塞的情況。病人只需平
躺在牀上，操作員用六個小金屬球黏在胸前
的皮膚表面，加上在四肢黏上金屬夾，就能
讀到心臟的電流訊號。經過機器分析就能在
一分鐘內打印出心電圖，讓醫護人員作分析。

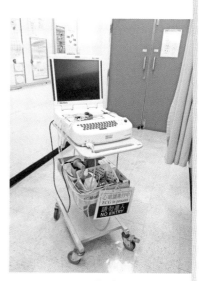

心電圖機。

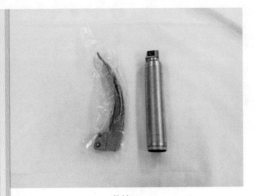

喉鏡。

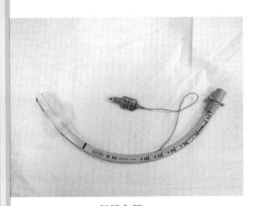

氣管內管。

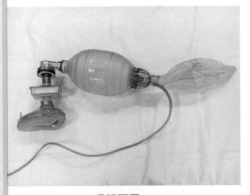

袋瓣面罩。

喉鏡（Laryngoscope）及氣管內管（Endotracheal tube）

當需要為自主呼吸有困難的病人急救時，醫生常用喉鏡來打開病人的嘴巴，同時壓住舌頭，便能打開氣道。使用大小適中的氣管內管準確地放進主氣管（Trachea）內，然後接上呼吸機，就能直接把氧氣輸送到病人的肺部。我們習慣把這個醫療程序稱作“插喉”（Intubation）。

現今先進的喉鏡都配備有電視熒光幕，可看到進入咽喉時的情況，令視覺畫面更清晰，亦可避免誤將氣管內管放進食道，更可作為教學之用。

另外，如遇到病人哽魚骨，我們也可借用喉鏡來幫助看清咽喉的情況，把異物取出。

袋瓣面罩（Bag-Valve-Mask, BVM）及口咽通氣道（Oropharyngeal airway, 又稱 Oral airway）

在“插喉”之前，由於需要一段時間預備所須藥物及儀器，醫護人員可先將 Oral airway 放進病者口腔內，用以壓低舌頭以免阻塞主氣道，再用 BVM 以人手按壓方式幫助病人呼吸。顧名思義，BVM 由三個部件組成。Bag 即 reservoir bag，用以儲存從氧氣樽輸出的氧氣。醫護會選擇大小適中的面罩（Mask）緊貼在病人臉上，以一隻手固定，另一隻手則規律地反覆按壓一個裝有活門（Valve）的大膠囊，以每分鐘 12-20 次的速度將氧氣輸送到病人肺部。但選用這方法幫助病人呼吸，有機會將氣體輸進食道，空氣亦或會從嘴邊漏出，所以醫護基本上都會在此之後轉用"插喉"的方式幫助病人呼吸。

自動心臟按摩機（Thumper）

曾經參與急救訓練的人士應該知道進行"心外壓"急救是十分勞累的事。醫護人員要用整個背部的力經雙臂壓在病人的胸部，一分鐘須做最少 100 次，怎會不累呢？所以有這台儀器代替人手的心外壓，急救過程便輕鬆得多了。

超聲波（Ultrasound）

病人或許會說："我在公立醫院預約照超聲波要等上好幾個月時間，原來急症室也有超聲波檢查，那真方便！"

錯了。急症室內使用的超聲波只在緊急的時候使用。如遇到交通意外被送進創傷房的傷者，超聲波便可協助我們評估傷者有沒有因創傷而導致腹部積血（Haemoperitoneum）。又如病人因腹痛求醫，經醫生診症後，若有需要可作超聲波檢驗，看看腹痛是否因膽結石（Gall stone）或腎結石（Renal stone）而起。又如懷孕的婦女因腹痛或下體出血而求醫，急症室的超聲波便可找出有否死胎（Missed abortion）、宮內死亡（Intrauterine death）或宮外孕（Ectopic pregnancy）的不幸情況。

這些超聲波檢查都只是急症室醫生針對病人徵狀而作出的緊急檢測手段，並不全面。千萬別以為急症室醫生曾幫你用超聲波照肝腎，便代表完全正常，我們並沒有能力以超聲波準確判斷出有沒有肝癌

（Hepatocellular carcinoma, HCC）或膽管癌（Cholangiocarcinoma）等病症。

又常有孕婦在急症室作超聲波檢查後問醫生："我的胎兒是甚麼性別呀？手腳長短正常嗎？"抱歉，急症室醫生是受訓專門做急症的，並不是做婦產科的，無法幫孕婦解決這些問題。如要做例行或全面的超聲波檢查，必須轉介到相關專科處理。

胸腔引流（Chest drain）

偶有病人出現一邊胸口痛楚，照過肺部 X 光後才知道是氣胸（Pneumothorax）。由於要將游走到胸腔與肺部之間的空氣抽出，醫護便需要做胸腔引流的小手術。先在病人患上氣胸那一邊腋下注射局部麻醉藥，用小刀切開一個小傷口，再將導管插進胸腔內，接上引流器，再照 X 光確定位置便成。另一種情況是在工業或交通意外中胸部受重創的病人，若胸腔內大量積血，便須用引流管將血液放出，以免阻礙呼吸。

光纖喉鏡（Fibreoptic laryngoscope）

發燒及喉嚨痛是十分常見的，但偶爾有病人可能出現會厭（Epiglottis）腫脹的情況。會厭是一片具有彈性的薄葉狀軟骨，處於喉部入口上方。正常吞嚥時，它向後摺疊並蓋住喉頭的入口，以防食物進入喉管。會厭腫脹有機會因而在短時間內引起上呼吸道阻塞而影響呼吸，對生命構成危險。一般的 X 光不能準確診斷到這情況，需要利用光纖喉鏡幫忙。醫生只需將儀器的一端放進病人一邊的鼻孔，沿着鼻腔內部深入到咽喉，就可透過鏡頭清楚見到會厭的情況。

拔除異物的小鉗子

這些小儀器常用在小朋友身上。兩三歲的小頑皮總愛把小玩具、積木、巧克力豆、花生等東西放進鼻孔及耳道，無法自行取出。由於耳道及鼻孔的感覺非常敏感，為免弄傷他們，醫護通常都要用牀單或布將他們如小嬰孩般包裹，令他們動彈不得，然後就要迅速地用這些儀器將異物取走。如異物太深入的話，就要找耳鼻喉專科醫生幫忙了。

升溫毯（Bair hugger）

這是在冬天大行其道的用具。基本上就像是一張薄薄的被單，十分輕巧，放在病人身上之後，可透過機器將暖空氣打進被內，形成一層暖氣隔間，幫助病人保溫之餘亦可以慢慢將體溫提升。

頸托（Neck collar）和脊柱板（Spinal board）

在交通意外中受傷的病人，由於初期並未能確定他們的頸椎及脊柱有沒有受傷，醫護都會將他們小心地放置在一塊特定的塑料硬板（Spinal board）上，再以大小適中的頸托（Neck collar）固定頸部。一來可避免患者胡亂移動身體引致受傷，再者可方便運送病人，直到檢查確定頸椎無問題才會解開。

其他急症室常用的東西還包括呼吸機（Ventilator）、固定骨裂或關節移位的夾板（Splint）、外科緊急氣道（Surgical airway）、幫嬰兒量度黃疸的讀數儀（Jaundice meter）等等。

這些儀器對於我們急症醫護來說都非常重要。每年我們都要檢討部門內的儀器足夠與否，有沒有需要再購置新器材。許多醫療用品及器具都日新月異，要與時並進地更新我們的知識及器材，才能以最高的效益去幫助病人。

急症室的常用藥物

尹志強

　　每日有很多病人和傷者到急症室看病，病情有輕有重。當然急症室首要的任務是先處理、救治和穩定重症及危急個案。由於要第一時間處理，常備藥物中一定包括緊急救命的藥物。對某些半緊急的情況，我們亦要作快速處理，例如哮喘病發、頭暈嘔吐、腸絞痛、過敏、尿酸症、關節炎發作、腰痛、創傷等等，因此急症室會備有不同的應急藥物以應付所需。每間急症室會因應各自情況而存放不同的藥物，但大致都有以下提及的其中十數種。

1. Adrenaline（腎上腺素）

　　俗稱"大 A"，是一種強心針，為緊急救命藥物，進行心肺復甦（Cardiopulmonary resuscitation，CPR，俗稱"搓人"）時必備之藥。它主要在病人已沒有心跳或脈搏極微弱時，用來刺激心臟回復跳動。其他用途包括救治過敏性休克（Anaphylactic shock）、血管性水腫（Angioedema）、喉頭炎（Croup）等。如拔牙後流血不止，亦可用來止血。使用方式視乎病症情況，一般可於靜脈（Intravenous）、皮下（Subcutaneous）和肌肉（Intramuscular）注射，亦可以霧化

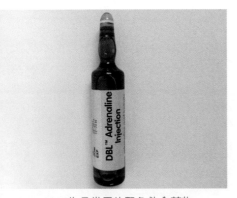

Adrenaline 為最常用的緊急救命藥物。

（Nebulizing）方式治療喉頭炎。

2. Atropine（阿托品）

俗稱 "細 A"，主要用作提升脈搏頻率，亦可以用來 "解毒"。例如在殺蟲水中毒個案中，病人口、鼻、氣道和肺中或會有大量分泌物影響呼吸，導致缺氧及血液含氧量下降，阿托品在這情況下可以用來減少分泌量。此藥亦可用於某些毒菇中毒個案。

3. Aspirin（阿士匹靈）

相信普羅大眾一定聽聞過這種藥，而且不會陌生。它在二十世紀初推出，用途廣泛，有鎮痛消炎作用，可用於治療發熱、頭痛、牙痛和關節痛等症狀。後來更發現可防止血小板凝聚，現常用作為一種抗血小板藥以保持血管暢通。如果在急症室診斷出急性心肌梗塞，那是一種十分危急的心臟病，醫生會盡快處方該藥給病人服用。另外亦可用作治療幼兒的急性病川崎病（Kawasaki disease）。在服用前，須要注意一些禁忌，例如有胃或腎病的病人，必先詢問醫生意見，因有機會引致胃出血和腎功能受損。兒童和青少年亦不宜用此藥來治療感冒發燒，因有可能引發可致命的雷氏綜合症（Reye's syndrome）。

4. Amiodarone（胺碘酮，俗稱 A 苗）

一 種 用 於 治 療 心 律 不 整（Arrhythmia）、心跳過速（Tachycardia）的藥，令心律和心跳回復到安全水平。其用途廣泛，但不是適用於所有心律不整的病況。一提這藥，令筆者想起醫學生時代，初上內科臨床教學時，教授問關於用何種心律藥處理不同的心律病時，由於當時學識尚屬萌芽階段，即是 "有限公司"，所

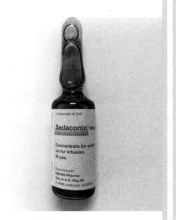

Amiodarone

以同組同學很多時候都只懂答："Amiodarone"。於是教授只好無耐地說："I can't say you are wrong."

5. Lasix（來適泄）

一種常用的利尿劑（Diuretic），俗稱為"去水藥"，口服或靜脈注射均可。作用是將病人身體多餘水分經小便排出體外，以達致消除水腫（Oedema），常用於救治因心臟功能衰竭而引致急性肺水腫（Acute pulmonary oedema）的病人。

6. Adenosine triphosphate（三磷酸腺，ATP）

一般用於治療室上心搏過速（Supraventricular tachycardia）。

7. Suxamethonium（琥珀膽鹼）

一種骨骼肌鬆弛藥（Muscle relaxant），可令氣管插喉（Intubation）時更順暢，多與鎮靜劑（Sedating agents）一起使用。

8. Hydrocortisone（氫化可的松）

類固醇（Steroid）的一種。在急症室中一般主要以靜脈注射來治療比較嚴重的敏感症狀和哮喘。另外在極緊急的情況如急性腎上腺皮質危象（Addisonian crisis）中，更擔當主要的治療角色。

9. Ventolin（泛得林）

相信哮喘（Asthma）病人對這種藥不會陌生。普遍經吸入器（Inhaler）使用，或以霧化器（Nebulizer）用於治療哮喘病發作。沙士疫症後，醫護人員的感染控制意識提高了，因此即使每間醫院對 Ventolin 霧化劑的使用有不同的要求，但一般要求在負氣壓房（Negative pressure room）內使用，希望降低病菌傳播的風險。

10. Activated charcoal（活性碳）

一種經過特別處理的碳。在處理急性
中毒個案中，可以視為一種"解毒劑"。比
較正確的説法是，應稱為"吸"或"黏"毒
劑。原理是這樣的，"活性"是指經特別處
理的碳分子大大增加了表面面積，令到碳
分子可以吸附大量的毒素，繼而減少身體
對毒素的吸收。活性碳可以吸附多類的毒
素，但並不是"萬能"的，它不適用於腐蝕
性物質、重金屬、甲醇等中毒個案。另外
神智不清或懷疑腸道穿破者皆不能使用。

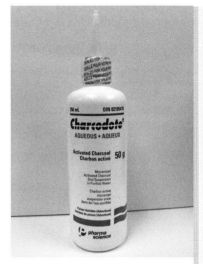

Activated charcoal

11. N-Acetylcysteine（乙醯半胱胺酸，NAC）

一種化痰藥。讀者可能會奇怪，是否筆者寫錯，雖然痰多會令人不
適，但不至於要在急症室用化痰藥來急救多痰的病人吧？答案是一藥
多用。因為 NAC 除了可化痰外，亦是極為常見的鎮痛退燒藥撲熱息痛
（Paracetamol）中毒的解藥（Antidote）。當病人服用大劑量撲熱息痛後，如
果血液中含量達危險水平，急症室醫生就會處方 NAC。整個靜脈注射療
程一般為 21 小時。此外 NAC 亦可用於預防顯影劑（Contrast）造成的急
性腎中毒。當然劑量和使用方法亦有所分別。

12. Lignocaine（利多卡因）

可一藥多用。進行如傷口縫針（Suturing）和切開引流術（Incision and
drainage）等小手術時，常作局部麻醉之用。另一用處是治療心律不整，如
心室性心搏過速（Ventricular tachycardia）和心室顫動（Ventricular fibrillation）。
亦可於進行氣道插喉時，預防顱內壓（Intracranial pressure）上升。

13. Glucose（葡萄糖）

急症室儲備的葡萄糖液有不同濃度的糖分，有 5%、10% 和 50% 的。如病人血糖過低（Hypoglycaemic），可以根據病情選擇適合的一種作靜脈注射。如病人純因低血糖而引致神智不清，注射葡萄糖後一般會很快回復清醒。

14. Augmentin（安滅菌）

一種用途非常廣泛的抗生素，屬盤尼西林（Penicillin）類。可治療肺炎、尿道炎、細菌性皮膚發炎等，可口服和作靜脈注射。如果病情緊急，例如細菌入血（Septicaemia）、血壓下降甚至休克（Shock），醫生會在抽血"種菌"（Blood culture）後，立即進行靜脈注射。

15. Tramadol（曲馬多）

常用止痛藥之一。可以口服，亦有針藥作肌肉或靜脈注射。好處是不如其他止痛藥會經常引起胃部不適，但用後或會有暈眩、噁心等副作用。

16. Toradol（酮洛酸）

一種非類固醇消炎藥（Nonsteroidal Anti-inflammatory Drugs, NSAIDs），以消炎達致鎮痛作用。多用於紓緩一般肌肉痛症、關節炎、痛風症（Gouty arthritis），以及因腎石（Renal stone）所引致的痛楚等。腎功能差的病人不宜服用。順帶一提，這消炎藥並非抗生素（Antibiotic）。

17. Valium（安定）

一種鎮靜劑，可用作安眠藥，另外亦可用來停止因癲癇（Epilepsy）發作而引致的抽搐。

18. Tetanus Vaccine（破傷風疫苗，ATT）

常用藥之一，以預防破傷風感染。每天都有不少受傷的病人到急症室求診，如果病人有傷口而之前並沒有接受破傷風疫苗注射，或疫苗已注射了一段較長時間，視乎不同的情況，醫護人員一般都會建議注射一個完整療程（一共三針），或補打一針加強劑。

19. Buscopan（俗稱 "巴士"）

對胃腸、尿道、膽囊的平滑肌（Smooth muscle）產生抗痙攣和放鬆作用，常用於紓緩 "腸胃抽筋" 的情況。副作用包括口乾、眼矇及小便困難。

20. Stemetil（丙氯拉嗪）

一種止暈藥，在急症室日常運作中經常用到，可口服或作肌肉注射，適用於俗稱 "耳水不平衡" 的暈頭轉向。

21. Maxolon（甲氧氯普胺）

一種止吐藥（Antiemetic），常用於腸胃炎（Gastroenteritis）。有口服和針藥。

22. Mylanta/ Mgtri/ Triact（胃能達 / 三矽酸鎂 / 三輻肋海綿骨針）

以上三種常用胃藥，成分、功能相若。

23. Piriton（百利通）

抗敏藥，有止癢作用。適用於皮膚敏感、風疹（Urticaria）、藥物敏感，亦可 "收鼻水"。有口服，亦可以作肌肉或靜脈注射。副作用為會引起睡意。

由於篇幅有限，不能每一種藥物都詳

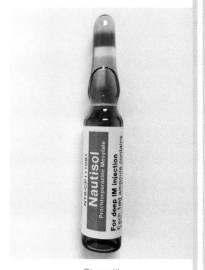

Stemetil

加說明。但希望讀者看過這篇文章後，能對急症室的常用藥物有初步認識。

急症分流學堂

郭成霖

香港急症室的求診人數特別多，等候見醫生診治的時間可長達數小時之久。因此，一套合理的分流制度（Triage system）必須擁有快速篩選出真正的急症病人之能力，讓其得到優先處理，避免延誤病情至為重要。

本港各大小急症室現時都已採取一套統一的分流制度，為求診的病人評估病情的嚴重程度，並以此為根據決定接受診治的緩急次序。病人在抵達急症室完成求診登記手續後，首先會接受分流站（Triage station）護士作出的初步評估。分流護士（Triage nurse）根據客觀的分流指引，按病人提供的病徵及各項即時量度的生命表徵（Vital signs）作出相應的分流，然後把病人劃分為五個級別。

急症室病人分流級別

現時全港急症室的統一分流制度，是按病情將病人分為五種級別：

第一類別（Category 1）：危殆（Critical）

- 生命表徵（Vital Signs）明顯異常；清醒程度欠佳，甚至昏迷；呼吸或脈搏停頓等。
- 毋需輪候，須立即進行急救。

第二類別（Category 2）：危急（Emergency）

- 生命表徵不穩定，病情或傷勢可能會在短時間內惡化。
- 一般在 15 分鐘內得到處理。

第三類別（Category 3）：緊急（Urgent）

- 生命表徵相對穩定，但病情或傷患較嚴重，痛楚不適等症狀較劇烈。
- 約 30 分鐘內獲得診治。

第四類別（Category 4）：次緊急（Semi-urgent）

- 生命表徵正常，急性但較輕微的徵狀。
- 輪候時間視乎當時實際情況而定。

第五類別（Category 5）：非緊急（Non-urgent）

- 生命表徵完全正常，並無任何急性的徵狀。
- 輪候時間視乎當時實際情況而定。

　　病人的病徵包羅萬有，各自不同。一般而言，胸口疼痛、呼吸困難、昏迷不醒、癲癇發作、大量吐血、臨盆分娩、交通意外和工業事故中的嚴重創傷等等，會被視為緊急情況，而獲評較高的分流級別。另一方面，生命表徵是指由病人的意識水平、心跳頻率、血壓、體溫、呼吸頻率和血氧飽和度（SpO2）組成的整體健康評估數據。通常來說，急症室的分流工作，多由擁有數年急症室工作經驗的資深護士負責。因為唯有見得足夠多不同嚴重程度的狀況和個案，才能憑着病人的病徵和生命表徵，從眾多求診者中快速有效地挑選出誰該先看，誰還可以等候一段時間。

　　以下兩宗有着天淵之別的真實個案，正好反映出分流制度作為急症 "守門人" 的複雜性。

個案一　十次電擊除顫的心臟病患者

2007 年 6 月某天接近午夜時分，一位 47 歲患有血壓高（Hypertension）和缺血性心臟病（Ischaemic heart disease）的男士由救護車送到急症室。他表示在家看電視劇時突然胸口劇痛及大量飆冷汗。基於舊病歷和當時的徵狀，病人獲分流為第二類 "危急" 類別，被立即推入急救房處理。

經過在救護車上給予脷底藥和氧氣治療，到達醫院後病人的痛楚已經得到舒緩。血壓、脈搏、血氧飽和度等生命表徵均維持在正常範圍。我們共做了 3 次 12 度聯心電圖（12-lead ECG），結果暫未顯示心臟缺血的跡象。醫生最後決定安排病人入內科病房作後續觀察治療，我也步出搶救室繼續處理其他繁忙的工作。

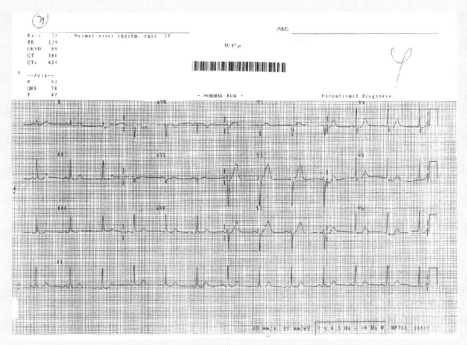

病人首三張十二度聯心電圖的結果都是正常的。

不到五分鐘，同事緊張地透過廣播系統大喊："急救房要同事幫忙！"

我心知不妙，立即跑回 R 房，只見病人已陷入昏迷狀態，並出現不正常的喘息呼吸（Gasping），心臟監察儀則顯示出心室纖維性震顫（Ventricular fibrillation）的危急韻律。我瞬時雙手緊握心臟除顫器的兩具電擊板，用力地壓在病人的胸口進行了第一次的電擊除顫，並隨即與其他同事開始心肺復甦法（CPR）。

病人情況非常不穩定，心跳脈搏數度停頓。心電圖不時出現不正常的心室波動紊亂。經過長達半小時不斷努力施救，持續施行胸腔體外按壓，以靜脈注射方式共使用了七支強心針和三種控制心率的藥物，及進行共十次電

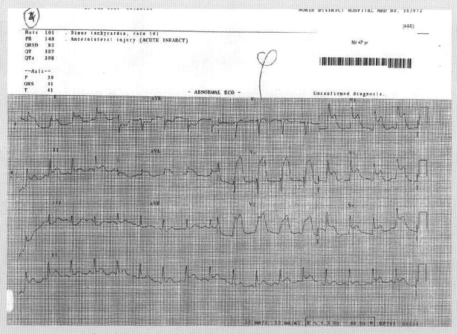

成功搶救後，病人的第四張心電圖才顯示出確切的病況。

擊除顫，病人終於回復心跳，血壓也漸趨穩定。此時為病人重複進行的詳細心電圖分析，才顯示出為廣範性的急性前壁 ST 段上升心肌梗塞（Extensive acute anterior ST elevation myocardial infarction, STEMI）。

在完成插喉保護氣道及輔助呼吸後，這位心臟病發的病人被轉送往心臟科監護病房（Cadiac Care Unit），作進一步的深切治療。同日早上心臟科顧問醫生成功替其施行緊急心導管通波仔手術，並植入支架使先前受阻的冠狀動脈重新暢通無阻。

大約一星期後，病人完全痊癒並康復出院。這次救心行動的良好結果，確實令整個急救團隊非常雀躍鼓舞，也是我經驗中 CPR 時間最長，電擊次數最多，但仍可令患者獲救復原的特別興奮案例。

其實對於心臟病發的典型徵狀，尤其是出現胸部持續壓迫感和劇痛冒汗，病人及醫護人員實在不應掉以輕心，及時求診和準確的分流是極為重要的。倘若這位病人這次突然心跳停頓是發生在家中，或仍未到達醫院，又或並非被分流進急救房密切監察，以便情況轉變時能隨時救治，其存活機會便變得極之渺茫了！

個案二　不肯補習的小妹妹

2012 年初的一個下午，我正在分流站當值。四時許，救護員推着病牀運送一名穿着校服的七歲女學生來看醫生。她當時合上眼睛吸着氧氣，表情有點古怪。

我立即向救護員套取院前病況資料。他説 "這位小朋友剛才突然在火車站附近 decrease GC（專業術語，decrease general condition 的英語簡稱，意謂整體情況驟降），對旁人不瞅不睬，但維生指數完全正常。"

我感到很奇怪，便詳細詢問陪同的一位中年男士。原來小朋友的父母均居於內地，小妹妹在港讀書，由這位叔父照顧。過往身體狀況一直良好，並無任何大病。那天放學後理應上補習班，但小朋友鬧脾氣不肯去，在街上大哭大叫。叔父無計可施下，唯有撥打 999 報警！

救護員到場時小妹妹拒絕回答任何問題，最後被抬上救護車，在獲供給氧氣的情況下被送往急症室。沿途脈搏、血液含氧量和血糖等監測結果均完全正常。

這時同事告訴我她的生命表徵無異常。我摘下她的氧氣面罩，替她作初步的身體檢查評估：聽診肺音清晰正常，觸診腹部柔軟無壓痛⋯⋯於是我告訴她：“若然真的是沒有反應就會令人很擔心，要抽血化驗清楚。另外，打針會很痛的！如果妳聽得到，請睜開眼回答問題。”

結果是，小妹妹在轉瞬間不單已經坐起來，更能下牀走到椅子處坐下。我忍不住教育了那位叔父一頓，如何正確地使用救護車和急症室。

很明顯這是第五類別的非緊急過案！

就在等候期間，在其他街坊的協助下，叔父終於勸服小妹妹上補習班。他走近分流站對我們説：“我帶她先去上課，遲些回來再看過⋯⋯”

約七時許，叔父真的帶着小朋友回來，又走到護士站前跟我們説：“上完課了！輪到這位等了很久的小妹妹了嗎？”

我忍不住回應：“你根本沒有等過，況且現在還有甚麼急病要看醫生呢？”

他很坦白地回答：“既然已付了一百塊錢，順道拿些傷風藥也好。”

我看了看小朋友的輪候號碼，竟然剛好下一位就到了！

　　在急症室工作了超過廿年，市民濫用急症服務已是司空見慣的事，然而這位叔父的態度、不當召喚救護車服務的動機，以至毫不尊重緊急醫療系統的行為，委實是我平生遇過的最誇張、最令人憤怒的一次！也突顯出急症室的分流制度，把眾多求診病人以其病情的嚴重程度判別診治的緩急次序之重要性。

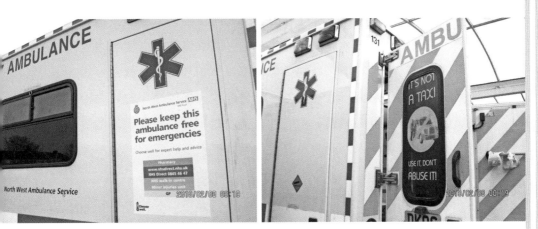

筆者在英國受訓時，曾拍攝到當地救護車車身印有教育市民不要濫用救護車服務，及應讓路予緊急車輛的宣傳字句。

急症科病房

吳奎

　　"急症室"在醫院中真的只有一"室"這麼小的地方嗎？在上世紀六、七十年代，這是千真萬確的。當時"急症室"只是醫院大門附近的一間細小房間，由一、兩位剛註冊的醫生輪流 24 小時當值。他們主要的工作就是決定到診的病人是否需要入院；如要入院，入哪一科病房。那時幾乎所有救治病人的工作都要在入院後由病房醫生進行。絕大部分在急症室工作的醫生都是過客，不會在那裏久留，有機會便轉往自己心儀的其他專科。

　　到了上世紀八、九十年代，很多我們急症界的前輩醫生開始願意留下來在急症室服務。他們發現急症病人如能在黃金時間內得到救治，可大大幫助他們康復，於是有更多醫生視急症室工作為終生事業。他們除了分流（Triage）病人入院外，也為病人提供各種急救和治療，盡量穩定病人的情況，然後才將病人送入病房。急症室因此需要更多空間以進行更多的救治程序。隨後新建的急症室都有搶救室、急救室、診症室、觀察室、小型手術室、X光室等，為急症病人提供適切的緊急治療以穩定病情，為康復打好基礎。這時的急症室已不再是一間簡單的房間，而是一個部門，名稱也因此改為急症部門，但很多時我們還沿用習慣的名字 —— "急症室"。

　　在二十世紀末，香港建立專科醫生註冊制度。急症專科（Emergency medicine）的設立確認了急症科的重要性，因而吸引更多醫生加入。經過嚴格的訓練後，他們便可成為急症科專科醫生。在同一時期，香港人口

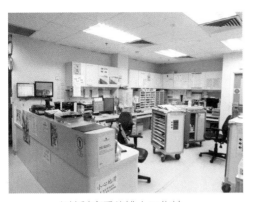

急診科病房的護士工作站。

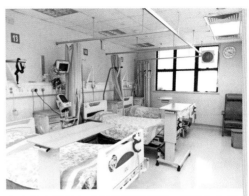

急症科病房是急症科的專屬病房，病房內的留院病人由急症科醫護人員治理。與其他專科病房無異。

增多，尤其是老年人口，急症科求診人數屢創新高。加上傳染病引起的恐慌，急症科在醫院擔當着重要的把關角色，替急症病人決定在哪個地方醫治，成為急症科醫生的重要工作。急症科醫生初步診治病人後，如病人該由其他專科如內科、外科救治，便會安排病人入最適當的院內專科病房；如認為病人可在家中服藥的，急症科醫生便會提供藥物讓病人回家服用，並安排病人有需要時回來急症部門覆診，也可轉介病人到其他專科跟進。

　　這時急症科似乎已很完備了，但原來挑戰仍在。急症科醫生如果要做好以上的工作，便需要準確地斷症（Diagnosis）。譬如求診病人說胸口痛，如果確診是急性心肌梗塞，病人便需接受緊急的通血管療程，並入住心臟深切治療部（CCU）；如果是皮膚"生蛇"（帶狀泡疹，Herpes zoster），病人便可在家中服藥，日後回來覆診。要準確斷症，除了醫生的訓練和經驗外，也需要多些時間觀察病人及做更多的檢查。另外，人口老化也出現更多獨居長者。平時他們可以照顧自己的起居，但當生病時，哪怕只是小毛病，起居生活便頓成疑問。急症科醫生不能輕易讓他們回家吃藥，必須為他們打點，才可送他們回家。故此一是收他們住院，一是讓他們在急症部門完成所有家居安排才送他們回家。

兩天內轉介或安排院外治療

　　為了讓急症科醫生有更多時間和地方做好斷症的工作，及觀察初步治療的效果，再全面評估病人的病情，給病人找尋最適合的地方跟進治療（在醫院其他專科病房住院，還是在治療後出院），一個屬於急症部門，由急症科醫生全權打理的急症科病房（Emergency Medicine Ward, EMW）便在廿一世紀初誕生。這病房的病人絕大部分要在 48 小時內確診有沒有急病，是否需要轉往其他專科跟進，沒有的便安排出院在院外治療。急症科病房早期只在屯門醫院、伊利沙伯醫院、瑪麗醫院等大醫院試辦。急症科病房的設立大大增加急症科醫生處理一些疑似緊急病人及獨居長者的能力，也減低其他專科尤其是內科的擁擠情況，同時亦得到病人及家屬的認同。急症科病房其後逐步在其他醫院的急症部門設立。但現時還不是所有醫院的急症部門都設有給急症科醫生全權打理的急症科病房。

精神科護士駐守

　　急症科病房的設備跟醫院的其他病房差不多 —— 有護士 24 小時看護病人，需要時可找其他輔助醫療專業（如物理治療師、職業治療師等）

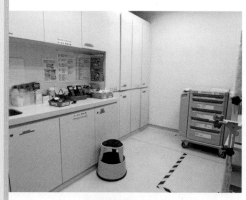

病房內的治療室。

幫忙，使病人盡快康復回家。獨居長者尤其需要社區照顧，醫生也可很快找到醫務社工幫忙，為長者轉介社區服務或老人院服務。

　　對比醫院的其他病房，大概只有急症科病房在日間駐有精神科護士，替有需要的病人進行初步的精神和情緒檢查，如有需要更可很快找到精神科醫生會診。他們是醫療團隊的一部分，和急症科醫生一起，不但照顧已入住急症科病房的病人，同時也照顧來急症室求診的精神病人，當中包括所有仰藥（Drug overdose）或以其他方法自殺的病人，也包括所有情緒不穩的求診者。以前，這些病人會被收入內科病房，由普通科護士照顧。這些普通科護士照顧他們時，常感到力不從心。由於部分這類病人會有暴力傾向，需要特別護理，單單一、兩個這些病人也會影響護士照顧其他病人。有了精神科護士在急症科病房當值後，這類病人大部分便可集中在此醫治，一方面急症科醫生可為他們檢查有否中

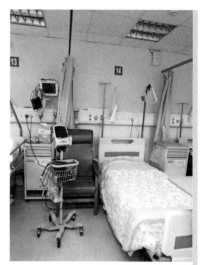

標準病牀及牆上裝設的醫療儀器。

毒，同一時間由精神科護士為他們作精神檢查，盡快向精神科醫生報告，務求在兩、三天內使病人的情緒及精神狀態好轉過來，嚴重的才轉往精神科醫院。

增取更多時間觀察病者

現在讓我跟大家說說在急症科病房常遇到的病人，好讓大家看看這個病房的用途。

一位 40 歲男子工作時感到左邊胸口疼痛，他沒有舊患，工友勸他到急症室看醫生，怕是心臟病發作。他於是到急症室求診。由於可能是心肌梗塞，分流護士很快便替他做心電圖。該心電圖完成後便交給醫生，如心電圖顯示是急性心肌梗塞的圖形，醫生便會立即啟動替心臟通血管的預案，並召心臟科醫生會診。如心電圖並無顯示急性心肌梗塞的圖形，分流護士便會根據病人其他病徵及維生指數，把該病人分流。等到該病人見醫生時，醫生便會詳細問診及檢查，以確定他左胸痛的原因。皮膚上有水疱的可能是生蛇；搬重物後或跌撞後疼痛可能是肌肉或肋骨受傷；

突然一邊胸痛並且呼吸困難，可能是氣胸；平時運動或上樓梯會左胸痛，休息後無事，現在做粗活後便疼痛至今，仍可能是心臟病，只是早期的心電圖還正常。

如果急性心臟病還不能排除，醫生便會將該男子收入急症科病房抽血，再做心電圖及緊密觀察，直到急性心肌梗塞的可能性被排除為止。如該男子在隨後的心電圖出現變化或心肌酵素（Cardiac enzymes）上升，他便極可能是心臟病發，要轉往心臟深切治療部繼續醫治。這類病情相對穩定，但又需要較多時間斷症，以排除嚴重疾病的求診病人，便最適合被收進急症科病房，進行特定的檢查程序。當嚴重疾病排除後，急症科醫生便可讓病人出院，並視乎情況將他轉介到其他專科跟進。除胸痛外，暈眩（Dizziness）、頭部創傷（Head injury）、腦癇症（Epilepsy）發作、高血壓（Hypertension）、低血糖（Hypoglycaemia）等都是這裏常見的病例。

當急症室似乎很平靜的時候，救護車送來一個被五花大綁的女子。她在家中仰藥，又用刀割腕，流了一點血。她家人發現報警，但她不肯求醫，在家中大吵大鬧，最終要救護員把她綁到急症室。急症科醫生一面處理她的中毒情況，替她手腕止血，一邊看看急症科病房有沒有精神科護士當值。如有，便急召該護士前來，一方面幫忙穩定病人的情緒，一方面向家人查問詳細的精神病史，務求查出該女子自殺的原因，以對症下藥。通常病情穩定後如沒必要深切治療的，便可收入急症科病房跟進治理。急症科醫生打理她的身體損傷及治療她的藥物中毒，精神科護士則開解病人，找精神科醫生盡快跟進，共同給她最適合的治療方案，並安排出院後的覆診及社區照顧，務求病人盡快康復過來。除了這類仰藥自殺的病人外，這裏也常見慣性吸毒（Substance abuse）、精神分裂症（Schizophrenia）發作、躁狂抑鬱症（Bipolar affective disorder）發作等病人。

隨着人口老化，老人院舍在各區都有設立。當老人在院舍發病，例如發燒，院舍的職員如找不到院舍的當值醫生，便會把長者送來急症室。

由於這些長者很多都有七、八十歲,有些甚至百歲,他們發燒真是"可大可小"。醫生一般都沒膽量把救護車送來的老人家在短時間內送回老人院,尤其是那些長期臥牀、全無溝通能力的長者。這時急症科病房便可暫時接收他們,讓醫生有更多時間檢查及觀察病情。令人安慰的是這些發燒或看似小毛病的長者,大部分也真的可以在一兩天內出院。除了發燒外,這裏也常見失平衡跌倒、氣促發作、弄脫用以長期餵飼的胃喉等的老人院院友或獨居長者。

急症科病房擴大了急症科醫生服務病人的可能範圍,給予醫生更多時間和空間來診治不斷踏進醫院大門的急症病人,讓醫生更好地替病人斷症,穩定病情,把需要其他專科診治的病人送進最適合的專科病房,把可以在社區醫治的病人盡早送回社區,避免他們在醫院感染其他疾病,也避免老人家在醫院臥牀太久而引發併發症。依我看來,急症科病房的服務還在嬰兒期,如果病人認同它的功能,相信這項服務可以有更大的發展空間。

鋼鐵是怎樣煉成的

鍾浩然

2013 年年底，本人幸獲電視廣播有限公司 (TVB) 之邀，為其健康資訊節目《守護生命的故事》在瑪麗醫院急症室現場實景拍攝了一集節目，名為〈急症室醫生的一天〉。製作隊在我當早班的某天，一大清早就緊隨着我在急症室內東奔西走，把當天朝 8 晚 5 那九小時當值時間內差不多我看過的每一個病症，都用攝影機真實地記錄下來。在拍攝工作完結時，累得不可開交的攝製隊成員驚歎何以我自始至終沒歇息過一秒，惟對每個不同類型的病症仍能敏捷地作出快速的反應。我並沒有直接地回答，只是在心裏想，這不就是每位急症科醫生應有的能力嗎？

據悉該集節目後來獲得了巨大的成功和廣泛的迴響。叨這節目的光，及至執筆之日，仍不時有市民致電或親自前往瑪麗醫院急症室，要求預約本人為他們或其家屬看病。更常見的是，不少素未謀面的病人在診症時碰巧遇上我是主治醫生，都不約而同咧嘴而笑説："我以前看過你了！"在多次誤會後，不久我便學懂了。他們指的是曾經看過《守護生命的故事》裏的"那個"急症室醫生。

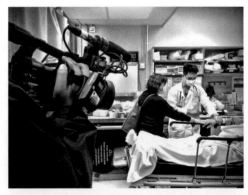

TVB 健康資訊節目《守護生命的故事》在瑪麗醫院急症室現場實景拍攝，作者講述急症室的實際情況。

　　從這些萍水相逢的市民的反饋中，我領略到這個世界很需要能讓病人信任的醫生。我最引以為榮的，就是透過節目把急症室醫生在繁忙工作中所體現的能力和精神面貌，原原本本地如實展露出來，不用多加額外的旁白和評語，觀眾已能對我們的服務有了客觀的認識，並對我們的努力給予公正的評價。以往那些把急症室戲稱為"只懂把病人收進醫院的部門"之偏見和誤解，自然不攻自破。從我的個人經歷得知，急症室醫生如今已為大眾所信任和尊敬。這榮譽不應由我獨享，而是屬於全體同袍的。

　　電視裏臨危不亂、對所有險情均能冷靜而迅速地應付自如的急症科專科醫生，是經由一條怎樣的道路成長的呢？答案全繫於系統性的培訓，和在"槍林彈雨"的現實環境中不斷抵受嚴苛的磨練，也唯有如此，方能把一個個本來軟弱的個體鍛造成鋼鐵一般堅強。

急症科專科醫生的路途

　　香港急症科醫學院於 1997 年 1 月成立後，其中一個重要的職能是對急症科專科醫生的知識水平和學歷要求設定一套標準。學院吸收和借鑒了英美等先進國家的經驗，開辦各類急症界的專業課程，為受訓醫生提供系統化的培訓，並設定立足於本地的考試機制，以評核受訓醫生的技術能力，是否達到獨立處理各類急症個案的要求。

　　從醫學院畢業後開始進入急症室工作，到最終考獲急症科專科醫生資格，每位同袍必須跨越三道學術門檻。首先是急症醫學初級試（Primary Exam on Emergency Medicine, PEEM），主要考核學員基本的急症醫學知識及臨床技術在急症醫學上的應用。第二道是急症醫學中級試（Intermediate Exam on Emergency Medicine, IEEM），考生必須接受急症科專科訓練最少三年並成功通過 PEEM，才具備報考資格。該試主要評核考生在以安全方式提供急診服務的前提下，必須具備的知識、技能和行為準則。最後一道難關是急症醫學畢業試（Exit Exam on Emergency Medicine, EEEM），考生必須在通過 IEEM 後再接受急症科專科訓練最少三年，並在認可的國際醫學雜誌發表一篇研究論文，才符合資格報考。考試內容除覆蓋急症醫學上的臨床技能，更涉及急症室管理上的概念。

　　每位成功完成 EEEM 的醫生，必定最少付出六年辛勤工作及孜孜不倦地學習的汗水，甚至更長的歲月，才能考獲下列兩項醫學專業頭銜，成為不折不扣的急症科專科醫生，擁有獨當一面的專業技能應付所有急症狀況。

> 香港急症科醫學院院士，FHKCEM
>
> 香港醫學專科學院院士（急症科），FHKAM（Emergency Medicine）

七項臨床應用進修課程

　　在獲取急症科專科資格的數年過程中，每位初級醫生除了要進修範圍廣闊的急症醫學外，亦必須完成以下各種由香港急症科醫學院參與主辦的醫學課程，以取得涵蓋所有急症層面的臨床應用知識。

　　1. 美國心臟協會創辦的**高級心臟生命支援術（Advanced Cardiac Life Support, ACLS）**：心臟突發性停頓，是急症醫學裏最嚴重、最危急的一種狀況。如果病者得不到迅速而正確的處理，數分鐘內便會死亡或引致永久性腦部損傷。所有本地的專業醫護人員，都是根據該教程指引為心臟停頓病者進行系統性急救，並把不少人從死亡邊沿拉回來的。

　　2. 美國外科學會創辦的**高級創傷生命支援術（Advanced Trauma Life Support, ATLS）**：由於急症室每天都要處理林林總總的各類創傷患者，所以這個課程是每位急症室醫生及護士的必修科。該教程制定的系統化搶救原則，挽救了眾多嚴重創傷患者的寶貴生命。

　　3. **高級產科生命支援術（Advanced Life Support in Obstetrics, ALSO）**：該課程教導專業的醫護人員如何在緊急狀態下為孕婦接生，及處理接生時可能遇到的併發症。十餘年來，我就是依靠從該教程學到的知識，在瑪麗醫院急症室為超過 20 位臨盆的孕婦接生，母子全部幸保平安。

4. 兒科高級生命支援術（Pediatric Advanced Life Support, PALS）：該課程教導專業的醫護人員如何處理嬰兒及幼童常見的危急狀況。

5. 高級生化危險品生命支援術（Advanced Hazmat Life Support, AHLS）：這個培訓課程主要教導學員，為曝露在諸如化學（Chemical）、微生物（Biological）、放射線（Radiological）和核污染（Nuclear）等有害環境中的傷者，進行治療所需的關鍵技能。

6. 各類超聲波（Ultrasound）診斷課程：超聲波是快捷方便的臨床診斷工具，在急症室的應用十分廣泛。急症科醫生現時已把這項技術融入為身體檢查的一部分，主要用作診斷心臟、肝、腎、腹腔、盆腔和肌腱組織的病變。

7. 各級臨床毒理學（Toxicology）課程：臨床毒理學是急症醫學裏一個重要的組成部分，每天都有不少病人由於不同的中毒原因到急症室求診。世上萬物皆有毒性，主要取決於攝入人體的劑量，而每種物質導致中毒的機理迥異。透過這些課程，初級醫生能掌握處理各類中毒情況的原理和方法。

到急症室求診的病人無分男女老幼，病情由輕微到危殆，疾病類型涉及所有臨床科目。為了熟悉不同專科診治該科病症的方式，急症科醫生在考獲專科資格前，除了接受本科的培訓外，還要被調派往不同的專科病房進行選修訓練。內科（Medicine）和外科（Surgery）是必修的科目，每科受訓時限為半年。因應個人和工作部門不同的興趣和需要，某些醫生或會接受額外的專科選修訓練。以本人為例，我曾接受過骨科（Orthopaedic）和深切治療部（ICU）各為期半年的額外選修訓練，以擴闊自己的眼界和增強對不同專科病症的臨床經驗。

亞專科的開始

在考獲急症科專科資格後，並不代表學習道路的終結，反而標誌着另一學習階段的開始。因應各自的興趣和志向，不少專科醫生會選擇投

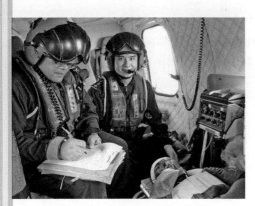

香港政府飛行服務隊飛行醫生執勤。

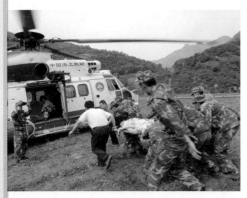

2008年5月四川汶川大地震翌日，作者已奉命
準備就緒，隨時和另一位護士代表醫管局海外
醫療支援隊，趕赴災場施展人道救援任務。

身某個急症科的附屬專業（或稱亞專科，Subspecialty），在該學術領域內更上一層樓，更好地為市民服務。急症科的附屬專業包括臨床毒理學（Clinical toxicology）、運動醫學（Sports medicine）、超聲波診斷學（Ultrasonography）等。而我則選取了臨床毒理學作為自己的附屬專業，並考取了由香港急症科醫學院和香港中毒諮詢中心聯合頒授的臨床毒理學文憑，成為本港為數不多的臨床毒理學家之一。

由於每位有經驗的急症科醫生都身經百戰，是知識既廣又專的急救好手，能滿足社會上各類特殊醫療崗位的技能要求，所以不少同袍在本職之餘，都以義務性質投身這些崗位，憑自己的能力回饋社會，服務大眾。以我自己為例，就於2003年加入了香港政府飛行服務隊（GFS）成為飛行醫生（AMO），並於數年前成為專門為海外遇險港人提供人道救援任務的醫管局海外醫療支援隊（HAOMST）其中一名隊員。另外，亦曾多次擔任在本港舉行的國際重要體育賽事的駐場醫療隊醫官職務。這些義務工作反過來豐富了我們在不同環境中施行急救的經驗。

　　除了以專業的醫學知識救死扶傷外，不少急症科專科醫生在工餘也透過不同的方式在社會的不同範疇展露自己的才幹。再以本人為例，我自小熱愛文字，喜歡舞文弄墨。過去5、6年間不停為各類報章雜誌撰寫醫學專欄，向讀者講解急症案例的救治方法，並於兩年前出版《急症室的福爾摩斯》一書，冀望藉着書中的真實故事，增加市民對急症科的認識，在社會上為急症科樹立起鮮明的形象，同時也期望能提升同袍之間的士氣，為本港急症界奉獻綿力。

　　《守護生命的故事》的節目製作隊編導某天在書店偶然翻閱了《急症室的福爾摩斯》，深感書中所寫與節目構想吻合，於是主動致電瑪麗醫院急症室與我接觸，要求合作，而我也滿口答應。於是一個讓病人信任的急症科專科醫生形象，就得以展現在觀眾跟前。熒幕前由我代表演繹的這個羣體，就是這樣經過千錘百煉才能鑄成堅硬鋼鐵的。

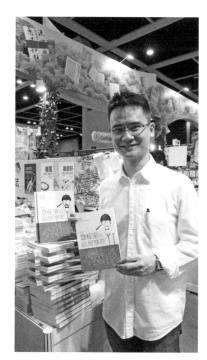

作者以著作宣揚急症科的精神：肩負責任，施行仁愛，追求卓越。

急症護士的成長之路

陳旭榮

急症室可算是每間醫院最繁忙和危急的地方,每位急症部的醫護人員都要隨時準備迎接不同類型的危急病人,提供最即時的治療。時光飛逝,今年是本人成為一名急症科護士的第 17 個年頭,不少市民都會有疑問,到底急症部每天是如何運作的?作為一名專業的急症科護士,到底要獲得甚麼專業資格?

今時今日的急症科專科護士,需要擁有豐富而穩固的臨床護理知識和專業技能。每位急症科專科護士除了要考獲醫院管理局護理深造學院所頒發的急症專科護士資格外,亦擁有碩士或博士的學歷資格。

要成為一名急症科專科護士一點也不容易,可以説必須過五關斬六將。首先從護士學校或大專院校的護理系畢業後,每位急症科的註冊護士都要接受急症部新入職導向課程,課程主要教授各新入職同事基本急症護理知識及臨床技術,緊接着就是基本技能證書課程和專業醫學課程。

基本技能證書課程

在基本技能證書課程方面,以下是各急症科專科護士必須修讀的證書課程。

1. **傷口處理及縫合課程**(Emergency Wound Management Techniques and Skin Suturing):教導如何處理及縫合傷口。此課程只有急症科護士才會修讀,因為在急症室裏,每天都會有大大小小不同的傷口要處理,急症科護士會按照醫生處方、傷口的類別和深淺程度,進行適當的護理或縫合。

2. **靜脈輸液及抽血技術訓練課程**（Venous Cannulation & Blood Taking for Nurse）：教導靜脈輸液及抽血技術的理念和模擬技術訓練。每位急症科護士都要為有需要的病人進行不同藥物的靜脈輸液注射，以穩定病人包括血壓、脈搏等臨床表徵。

3. **分流課程**（A&E Triage Assessment Course）：教授分流理論，令急症科護士在分流站工作時，能按病人不同的生理情況進行合適的分流。從而令情況危急或嚴重的病人能立即得到治療，並有效維持急症部正常合理的候診時間。

專業醫學課程

在專業醫學課程方面，每位急症科護士必須考取以下三項醫學及急症護理課程的資格，才能有資格修讀醫院管理局護理深造學院的急症專科護士課程。

1. 美國心臟協會創辦的**高級心臟生命支援術**（Advanced Cardiac Life Support, ACLS）：在急症部護理過程中，病人心臟突發停頓是最嚴重和最危急的情況，醫護人員要即時進行急救和處理。病人若果得不到即時而正確的治療，在短短數分鐘內會導致永久性腦損傷，甚至死亡。

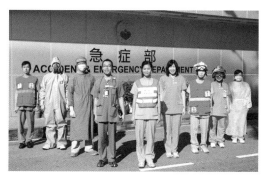

屯門醫院急症部護士訓練及發展小組成員，穿起不同工作環境下的制服和保護衣。

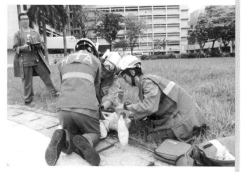

屯門醫院急症部新入職護士導向課程中的基本生命支援術及團隊訓練。

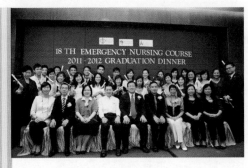

2011-2012 年度醫院管理局護理深造學院主辦的急症專科護士訓練課程畢業晚宴。

2.　美國急症護士學會創辦及由香港急症護士學會主辦的**創傷護理核心課程**（Trauma Nursing Core Course, TNCC）：這是每位急症科護士的必修科，由於急症部每天要處理不同類型的創傷患者，包括車禍及高處墮下等重傷病人。本課程乃按照搶救原則來拯救病人的生命。

3.　**兒科高級生命支援術**（Pediatric Advanced Life Support, PALS）：每年有不少幼童或嬰兒因不同的創傷和疾病到急症室求診，這個課程會教導醫護人員如何處理幼童和嬰兒常見的危急情況。

護理專科證書課程

急症科護士必須先修畢以上各個課程，才能進入第二道專業大門——急症護理專科證書課程（Post-registration Certificate Course In Emergency Nursing, ENC）。各急症科護士同事除了要完成基本技能證書課程和專業醫學課程，亦需要具備最少三年急症部臨床經驗，參與大小不同的部門項目或改善計劃，表現良好並經部門推薦，才可修讀此課程。

課程為期一年，內容覆蓋急症醫學，並含括護理上的臨床知識和技能，和急症部的管理概念。學員需完成理論、臨床實習、兩次專業知識考試、分流考試、兩份臨床個案報告（創傷及非創傷），和一份研究或改善項目報告，亦會安排兩日臨床督導值勤、消防處救護車當值、參觀消防生化事故專隊及政府飛行服務隊等活動。

每位順利完成 ENC 的急症科護士，大都要付出超過五年的辛勤工作及需要孜孜不倦的學習精神。完成課程及考試合格，就會由醫院管理局護理深造學院頒授急症科專科護士資格。而每個課程的完結，代表急症科護士要開始另一個學習的新階段。

其他專業醫學及護理課程

在急症醫學及急症護理範疇內，仍有不少專業醫學及護理課程，提供學習臨床前線管理及督導知識的機會，用以提升專業及豐富急症科護士的工作能力。

- 高級生化危險品生命支援術課程（Advanced Hazmat Life Support Course, AHLS）
- 高級產科生命支援術課程（Advanced Life Support in Obstetrics Course, ALSO）
- 高級危難應變醫學課程（Advanced Disaster Medical Response Course, ADMR）
- 高級護送醫學課程（Advanced Inter-facility & Critical Care Transport Medicine Course, AICCTM）
- 高級醫學生命支持課程（Advanced Medical Life Support Course, AMLS）
- 高級創傷護理課程（Advanced Trauma Care for Nurse, ATCN）
- 醫院管理局流動醫療隊航空醫療課程（Air Medical Training Program for HA Emergency Medical Team）
- 氣道處理課程（Airway Workshop）
- 災難現場分流課程（Disaster Field Triage Workshop）
- 緊急航空運送護理課程（Emergency Air Transport Nursing Course）
- 基本災害管理課程（Fundamental Disaster Management Course, FDM）
- 事故指揮系統課程（Incident Command System Course）
- 護送醫學課程（Inter-facility & Critical Care Transport Medicine Course, ICCTM）

- 國際創傷生命支援術基本及高級課程（International Trauma Life Support Provider / Advanced Provider Course, ITLS）
- 新生兒復甦課程（Neonatal Resuscitation Program, NRP）
- 球場邊創傷課程（Pitch Side Immediate Trauma Course, PSITCC）
- 院前創傷生命救援術證書課程（Pre-hospital Trauma Life Support Course, PHTLS）
- 流動醫療隊課程（Pre-hospital Management for Emergency Medical Team）
- 護士毒理學課程（Toxicology Course for Nurses）
- 超聲波入門課程（Ultrasound Induction Course）

在學歷方面，不少急症科護士會在工餘時間修讀各大院校的後學士文憑或碩士課程等等，來鞏固專業學術知識。學海無涯，特別在急症科的護理知識上，更需要時刻準備，與時並進，才能為香港廣大市民提供最優質的急症服務。

有不少急症科護士亦會修讀另一個急症科護士的專科資格，是由香港中文大學醫學院急症醫學教學單位舉辦的高階急症護理實踐課程（Postgraduate Diploma in Advanced Emergency Nursing Practice, AENP）。其實急症護師的概念在英、美等先進國家已推行了數十年，目的是希望每個擁有專業技能的急症室護士，在每個急症室病人的護理層面上能夠作出即時的判斷和決定，令病人盡快脫離生命危險及有更好的預後治療。香港至今仍未推行急症護師的工作制度，在這方面的護理發展仍未趕上先進國家的水平。

義務工作和海外訓練機會

每位急症科護士的成長之路都經歷重重難關，才能真正成長為一個急症科專科護士。亦有不少身經百戰的同袍在本職之外，也會義務性投身不同的社會崗位，希望盡自己的能力回饋社會大眾。

以本人為例，除了是醫療輔助隊的督導外，在 2003 年加入了政府飛行服務隊（GFS）成為飛行護士（AMNO），亦於數年前加入醫院管理局海外醫療支援隊，成為專門為海外遇險港人提供人道救援的小組一員。另外，我亦曾多次擔任在本港舉辦國際重要研討會及體育賽事的駐場醫療隊護士。這些義務工作豐富了我的護士生涯，也為我帶來在不同環境中施行急救服務的經驗。

海外訓練及研討會亦是擴闊視野和吸收更多專業知識的平台，可以和世界各地急症科護士建立一個交流平台。

本人亦有多次參與海外訓練、本地及海外研討會的經驗。在 2009 年，我在英國參與一個為期一個月的臨床領袖課程（Overseas Corporate Scholarship Program for Clinical Leader），了解先進國家的醫療運作及急症科護士發展。2011 年參與由美國國民警衛軍、泰國軍方及亞太急症研討會舉辦的戰地急救醫療課程（Combat Life Saver Course）。2012 年到日本東京消防廳，參與為期五日的都市救援課程。2014 年初，到美國參與為期三日的高階創傷護送課程（Transport Professional Advanced Trauma Course）。

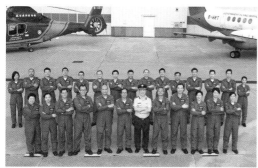

2014 年 10 月政府飛行服務隊飛行護士大合照。

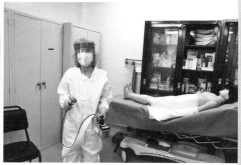

全副武裝的本地急症科護士，在美國進行核輻射泄漏事故應變演習。

在香港的急症護理專業發展方面，香港急症科護理學院於 2011 年 3 月成立，目的是為本港推廣卓越的急症護理服務，訂立急症科護理專業水平，並推廣急症護理教育科研及提高公眾對急症科護士的認識和形象。

同行專業路

這 16 年來，我由一個急症科註冊護士（RN），到成為前線資深護師（APN），再到本院急症部唯一的專科護士（APN（NS）），帶領新入職的護士經歷急症部的點點滴滴，為他們提供不同的訓練和評核，見證他們的成長，慢慢成為一個既專業又稱職的急症科護士。這也是我工作上的動力之一。

每一天在急症部的工作都是一種挑戰，新入職的護士就像一顆寶石，必須經過訓練、鍛鍊和磨練，才能發光發亮，而我亦會陪伴他們走經這一條邁向專業的道路。新入職的急症室護士，壓力往往比其他專科更大，因為急症部的工作獨特，既沒有固定的病人數目，亦不能預計病人的背景，更要隨時準備迎接情況危急的病人，時時分分都要和時間進行競賽。

由新入職的護士到成為擁有專業資格的急症科專科護士，成長道路既漫長又困難，當中定必會遇到大小不同的挫折，但經過時間的洗禮及同袍一起成長支持，康莊大道，必定到達。

當擁有了足夠的年資和閱歷，還要時刻緊記以下方程式：

專業知識 ＋ 熟練技能 ＋ 熱誠工作及學習態度 ＝ 一個稱職的急症專科護士

最後，藉此機會向各位急症護士同袍打打氣，好好努力加油。成長之路雖不易行，但這條道路並不孤獨，因為當中定必有各位同伴一同前行，走過重重難關，為成為急症科專科護士不斷努力奮鬥。

加油！讓我們開闢一條更大更廣闊的急症專科護士道路！

突發事件之危與機

劉少懷

"砰！砰！砰！"急症室傳來了槍聲。

這是 2014 年 9 月 15 日上午的突發新聞。在香港醫院內開槍，很久很久沒有發生。在醫管局總部執行重大事故應變的同事馬上開啟電視屏，查看各大電子媒體的即時新聞。銀幕上的視頻，聲音旁述繪聲繪影；互聯網上的文稿，圖文並茂，一下子都熱鬧起來。

香港的急症室是公立醫院系統的靈魂。目前的狀況是，60% 的醫管局入院個案經由急症室轉介，再作進一步治療。18 間公立急症室每天照顧了 6000 人次的到診，其中 33% 分類為緊急（第三類分流個案）或更嚴重的病人。在從不間斷的 24 小時急診服務時段內，平均每天多達 1973 人次被救護車運送往各大小急症室。[1] 在醫院範圍內，最明顯的 "路標" 就是指往急症室的牌子。日夜所見，必是燈光通明，人氣旺盛。那裏有醫生、護士、支援同工、病人、家屬、救護員、警察、政府人員、醫院義工、宗教人士、區議員、老師、的士司機等……還有新聞版記者及攝影師。各有各忙，盡自己的本分把任務做好。這裏就是醫院的靈魂之窗。你可以觀察到急不及待的小生命出生，也有那突如其來的一生終結，除了搶救生命的繁忙工作，也是悲歡離合的舞台。從急症室開始到醫院的各科部門，人生的劇本不斷上演！

急症室工作，性質不單富挑戰性，環境也有一定的危險。各種緊急

1　2013 年政府消防處數字。

事故、嚴重意外、天災人禍等,都是事前未能估算的。當值的同事,免不了有碰上"霉運"的患得患失心理。某些時段,遇上到診人數大增,輪候時間超長,病人及家屬等得不耐煩,隨時向職員報以"語言暴力"。如雙方不能互諒,加上事後投訴,這是工作量以外不可輕視的心理負擔!

每年冬季來臨,又是傳染病爆發的高危期。不是 H5N1,就是 H7N9,除了中東呼吸綜合症(Middle east respiratory syndrome, MERS),還有伊波拉(Ebola)。我們又要求走在最前線的急症室同事,要把持好預防疫症擴散的關卡,萬一走漏了眼,病毒橫行,病人及職工的生命都受到威脅。所以分流站的護士必要熟讀 FTOCC,[2] 各級員工必須做足工作中的潔手時刻(Hand hygiene moments)。

傳媒處理醫療事故的手法

近年,社交網絡、信息科技的發達,也為處理緊急突發事情帶來新的操作環境。媒體為了競爭銷路,擴大各自的覆蓋面,以及崇尚依附受眾取向的工作文化,本來中性的報道變得富娛樂性以及偏向炒作城中話題。這種嘩眾取寵的作風加上引動社會一連串的漣漪,都為醫護人員帶來不少苦惱。

傳媒眼中的"危機"是指某事件有條件發展下去,那情節中的吊詭曲折,人際關係之複雜,就是一個豐富的報道題材。這包括了公眾健康受威脅、影響人數眾多的突發意外、任何涉及傷亡的事件、人為錯誤、誤用公帑、不公平不合理的政策等。媒體的資料來源除了常見的採訪受害

2　FTOCC 指傳染病監察中流行病學需要查詢的各項病歷,包括
- Fever(發燒症狀)
- Travel(旅遊歷史)
- Occupation(職業類別)
- Contact(接觸感染的病人)
- Cluster(有否羣組出現相同之病徵)

者和他們的親友、同事外，都會向負責的機構及主事的官員追溯前因後果，責任誰屬。

為了構建一個娛樂資訊平台，"危機"事件的資料又包括了受害者的投訴、線人的內幕消息、內部文件的外洩、行動團體或是政黨的高調訴求，以及在傳媒界中的雪球滾動現象——"危機"已發展到不可不放在"要聞"(A1版)的情景。到了這個地步，傳媒採訪的對象會進一步拉闊，除了機構官方的回覆，記者又找來各種專家、評論員、民眾意見等。目的是為了突顯"危機"中的矛盾、失誤，提供一部分(或有限的背景資料)的事實，容許讀者和觀眾自行推測，加強了社會上對事物(尤其是緊急突發事件)的主觀批評現象。記者為了追查更多的資訊以鋪排事件始末，分析出事原因、死因、責任誰負等問題，都會尋找更多的拍攝地點、有關人士的日常工作、社交地方，並且會有偷拍、電話錄音，隱瞞記者身分的手法以便取得第一步資料或從未曝光的獨家記錄、圖片、影像等。

設定危機處理機制

處理公共事務突發事件中的信息傳達，已成為很多政府部門及各大企業中的一項重要危機處理工作。把一件不幸事故扭轉為發放正面信息的渠道，建立一個值得信賴的機構形象，殊不簡單。在日常醫療管理中，面對緊急突發事務如何處變不驚，需要設定一個貫通機構內上下階層的處置機制。除了管理層外，直接參與業務運作的員工也必須明白及執行應變機制中的步驟。

每份應變計劃書都需要有"信息傳達及公關危機處理"的政策和機制。其中包含了(一)評估事故發生後的風險事項；(二)制定事故分類及等級；(三)制定應變小組及應變程序；(四)建立有關部門運作及傳達工作的結合；(五)各項預先準備工作；(六)演習及培訓；及(七)檢討以改善機制。

危機處理的要訣在於機構整體有充分及全面的準備，能盡快掌握有關危機或緊急突發事故的資料，並且在面對公眾時採取主動出擊的策略。所以平時準備中要培訓各級人員對事件的發展有一定的敏感度，並把事故的風險評估常規化，利用"預報系統"強化及早通報的功能，以便高級管理層能夠檢討情況，制訂回應危機的立場，把重要的信息清楚扼要傳達給公眾。隨着危機的發展，前線員工及管理層必須列出各種可能面對的狀況，發生的可能性及後果嚴重性的估算，有需要時提升事故應變的等級，並且委派專人負責運作"緊急中心"，協調各部門有關的補救行動，並且結合對內對外傳達的信息。時間的掌握也有莫大關係，不迴避受害者或公眾的查詢，盡量把已知及已查證的事實告知。制定優先次序，定期回顧及檢討新加入的資訊。

危機處理的"機遇"並不常見，所以醫療機構在處理急症室的緊急突發事件，應當成一個經驗累積及有效培訓的"機會"，上下一心，相互溝通，除了找出改善業務運作的措施外，更加重要的是預防下次"危機"再現。

第三章

常見的院內
急症處理

急症的 Ａ：寸土必爭之地

鍾浩然

氣急敗壞地趕路的救護車，一邊閃爍着車頂上藍色的警示燈，一邊高聲地鳴奏着刺耳的警笛，氣喘吁吁地把一名活得不耐煩的男子送抵急症室大門。

"R 房，Cat. 1 case（第一類分流級別的"危殆"病症）！"不久後，廣播系統傳出護士焦躁不安的叫聲。我隨即放下手中的工作，三步化作兩步跑進 R 房。

有精神病史的中年男性，迷迷糊糊地半靠在病牀上，口中除了直呼疼痛外，已吐不出其他像樣的語句，蒼白的面孔上掛滿黃豆般大的汗珠。

據救護員報告，這男子早前在家中喝下通渠水自殺後痛苦難當，遂急召救護車要求送院。由於通渠水乃高腐蝕性液體，收到這訊息後登時大感不妙。我預料到這類液體除了可能腐蝕食道和胃部導致破裂外，更讓我憂慮的是，它能破壞咽喉、氣管等上呼吸道（Upper airway）組織，導致軟組織糜爛腫脹，最終引起上呼吸道阻塞而迅速危及性命。

我於是下指示馬上為病人插入氣管內管，以維持呼吸道暢通，並連接好呼吸機（Mechanical ventilator）協助其呼吸。在插管時，我窺見他的口腔和舌頭已嚴重腐爛浮腫，再稍作猶疑的話，恐怕連插管也有困難。

在穩定了病人的情況後，我傳召了外科和深切治療部的當值醫生到急症室會診，並把他快速送進 ICU 作後續治療。可惜，該男子最終因搶救無效傷重而亡。但及至臨終之時，他的氣道仍暢通無阻。

急救絕活

危急的病況多若天上繁星，難以逐一列舉。這些危急病況的最終治療方式雖然各自不同，但在最初的搶救階段，處理的理念和手段都是如出一轍的，沒有明顯的差別。形形色色的臨床緊急個案，其急救理念和手段皆可簡單歸納為氣道（Airway）、呼吸（Breathing）和循環系統（Circulation）上的處理，亦即行內俗稱的急症 ABC，構成了急救過程中最優先處理的重點項目。一個遇上緊急情況的病人，如果未能在短時間內穩定好 ABC 三方面的狀況，即使最終被救活過來，也可能出現各種永久性的功能損傷，嚴重影響病人痊癒後的康復進展和生活質素。由於所有突發性的危急病人都是被首先送往急症室的，所以急症 ABC 的處理便順理成章地成為急症科醫務人員的日常要務，亦變成了我們的絕活之一。

氣道暢通的重要性

本書把急症 ABC 分作三篇主題文章加以闡述，此文只集中討論急症的 A —— 氣道方面的問題。

氣道，泛指由口咽（Oropharynx）、喉咽（Hypopharynx）、聲門（Glottis）及氣管（Trachea）等細小區域部分所組成的上呼吸道，乃連接外部世界與肺部的重要通道。當人體呼吸時，空氣就是沿着這條通道進出肺部。若這條狹窄細小的氣道因任何原因遭阻塞，空氣便不能順利進出，引致呼吸困難。若氣道被完全堵塞，便會造成窒息缺氧。如未能在四、五分鐘內清除堵塞，重新打通氣道，就可能導致死亡或永久性腦部損傷等嚴重後遺症。由於氣道阻塞的情況極為危急，後果十分嚴重，而留給醫生排除問題的時間甚為短促，所以對氣道的處理排在急症 ABC 之首位，是急救措施的重中之重。

導致氣道阻塞的原因很多，包括病人的舌頭在昏迷的狀態下往後壓、意外進入口腔的異物（Foreign body）、病人自己的嘔吐物、口腔積血、由過敏反應引起的血管性水腫（Angioedema）、氣道附近長出的惡性腫瘤、面部和頸部嚴重的創傷骨折、面部燒傷引致的上呼吸道軟組織腫脹等，都可能是阻塞的元兇。簡單舉例，報章上偶有老年人進食時被食物嗆死的報道，足以反映小小的一件物件所能造成的致命傷害。當氣道阻塞已形成，急症科醫生當務之急，便是要用盡各種方法為病人清除阻塞。在有潛在氣道阻塞危險而阻塞尚未形成的情況下，及早實施有效的方法避免阻塞發生，確保氣道暢通，也是慣常的未雨綢繆之計。

遇上氣道阻塞或潛在氣道阻塞的情況，急救者可即時透過"抬頭－舉頦－推頜法"（Head tilt-chin lift-jaw thrust maneuver）重新開通患者氣道。在處理創傷病例時，由於未能即時排除頸椎骨折的可能性，為免移動頸椎骨而令脊髓進一步受損，所以禁止施行抬頭的動作。急救者亦可選擇放置尺碼合適的口咽人工氣道（Oropharyngeal airway）或鼻咽人工氣道（Nasopharyngeal airway）進入患者的相應部位，以解燃眉之急。同樣，若病人頭部或面部遭受嚴重傷患，由於未能即時排除顱底骨折（Fracture of skull base）的可能性，為免誤把軟膠製成的人工氣道插進顱骨之內而傷及腦部，此情況禁止使用鼻咽人工氣道。

上述各種方法雖然可以暫時局部開通患者氣道，但都不能防止氣道被本身的病患重新阻塞，亦沒法阻止血液、嘔吐物和其他分泌物經氣管倒灌進入肺部，導致吸入性肺炎（Aspiration pneumonia），繼而影響呼吸，所以以上都只是權宜之計。

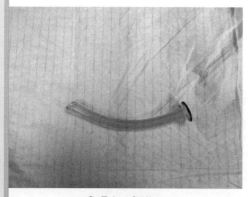

鼻咽人工氣道。

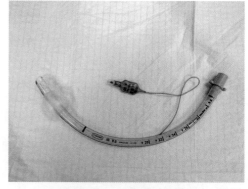

氣管內管可充氣膨脹的氣囊。

穩妥卻難受的插喉過程

維持氣道暢通最確切穩妥的方法，是放置氣管內管（Endotracheal tube, ET tube），俗稱"插喉"（Intubation）。然而，插喉是一個令病人十分難受的經歷，所以為仍活着的病人進行這程序前，必須先為其透過靜脈注射誘導劑（Induction agent）和肌肉鬆弛劑（Muscle relaxant），前者讓其入睡，後者使其癱瘓不動，不能作出任何反抗動作。然後以喉鏡（Laryngoscope）把舌頭撥過一旁，讓插喉者看清聲門附近位置的情況，才能把 ET tube 從口部穿過聲門開口（Glottic opening）插進氣管，在氣管中央建立一條暢通的人工管道。為已喪失生命跡象的病人插喉，則不需注射該兩種藥物。ET tube 近頂尖處有一個可充氣膨脹的氣囊，可防止任何液體經氣管倒灌進入肺部。

插喉聽起來像是一個很簡單的醫療程序，實則不然。首先，喉咽和聲門部位範圍狹小，可供工作的空間十分有限。其次，病人本身如有肥胖、脖子粗短、下巴收縮、口部細小、頸部活動範圍減退等問題，都會使插喉時視線容易受阻，增加插喉的難度。再者，若氣道阻塞的原因是由附近長出的腫瘤而起，更會大大降低插喉的成功率。所以插喉的技術必須經過數年臨床中的反覆練習，才能趨於純熟，達至既快又準的效果。

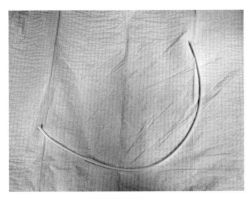

樹膠製軟條。

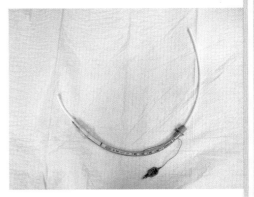

已套進樹膠軟條的 ET tube，以軟條作導軌。

插喉困難的最主要原因是視線受阻，使插喉者不能清楚看到氣管的入口，無法把 ET tube 放進。要解決這難題，急症科醫生一般會使用一根細長的樹膠製軟條（Gum bougie）作導引線，先把可彎曲的軟條沿舌根的自然弧度滑下，嘗試從未能被完全看到的聲門開口插入氣管。成功後，再把 ET tube 套進軟條的尾端，以軟條作導軌插入氣管，然後抽回軟條，便大功告成。概括而言，這方法已可解決 99% 以上插喉困難的問題。

如果不幸地連樹膠軟條也未能解決插喉時遇到的問題，我們還有後着。放置喉罩導氣管（Laryngeal mask airway, LMA）或氣管食管雙腔導管（Combitube）作暫時性的呼吸管道，是較常用的應急替代方法，以換取時間作更確切的氣道處理。隨着科技的進步，急症科也逐漸開始把電子影像喉頭鏡（Video laryngoscope）運用到困難氣道狀況的處理之中。

若上述所有的方法都失敗告終，又無法有效協助病人呼吸，那名醫生可真倒霉透頂了。這特殊的情況在業內被喚作"插喉失敗，換氣失敗"（Failed intubation, failed ventilation），雖然極為罕見，一旦碰上卻是每位醫生的夢魘，因為病人可在數分鐘內在自己眼皮底下因窒息而平白喪命。陷於此等絕境，已別無他選，只能亮出最後的撒手鐧，以環甲膜切開術（Surgical cricothyroidotomy）在病人頸部喉嚨位置開洞，把氣管造口管

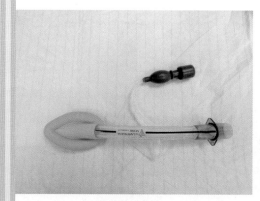

喉罩導氣管。

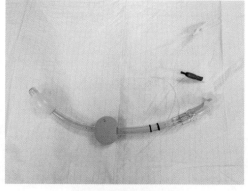

氣管食管雙腔導管。

（Tracheostomy tube）放進氣管作呼吸之用。

　　氣道雖然只是彈丸之地，卻也是急症科醫生寸土必爭之處。因為如果連 A 也處理不好，就不用再談緊接下來的 BCDEF 部分了。

最艱難的戶外插喉經驗

　　2009 年的一個中午，我正在政府飛行服務隊總部執行飛行醫生的任務。一名男子疑因醉酒在西貢深涌村踏單車時墮溪遇溺，被過路的村民救起後陷於昏迷。不久，AS332 L2 型超級美洲豹中型救援直升機便把我和飛行護士送抵肇事現場。傷者當時側臥在溪畔的草地上，前額有瘀傷，口吐白沫，全身發紫，已喪失所有生命跡象。

　　我隨即決定為他施行心肺復甦法（CPR）和插喉。在缺少醫院中各種支援的陌生場合，為頭頸部位有潛在傷患的病人插喉，難度屬於最高級別，也是我人生中遇過最艱難的一次插喉經歷。我讓飛行護士在旁以雙手固定平躺着的病人的脖子，自己則俯臥在草地上，以雙肘撐起上身，左手拿着喉鏡，右手擎着 ET tube，眼睛靠到病人口部上方十餘厘米處，全神貫注地向病人喉嚨盡處張望……十數載的插喉功夫，在那特殊的時空終於遇到最合適的用武之所，ET tube 隨着我右手輕微的擺動動作，暢順地滑進氣管，一矢中的。而病人在急救數分鐘後亦奇蹟般回復心跳，得以被安全送抵東區醫院急症室作進一步治療。

　　養兵千日，用在一朝。經驗豐富的急症科醫生在氣道這塊兵家必爭之地，早已練好百般武藝，隨時準備出擊。

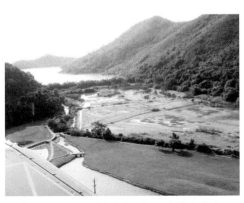

直升機在西貢深涌村肇事現場上空搜索傷者。

急症的 B：爭一口氣

梁兆琮

呼吸（Breathing）是人類生存的必要條件。急救首要是暢通氣道（Airway），為的就是讓呼吸暢順地進行，從口鼻供氧，經咽喉、氣管、支氣管，乃至肺氣泡及微絲血管送到身體各部分。讓肺部妥善地進行氣體交換（Gaseous exchange）是急救的基本。身體某些器官，如腦部，對氧分的需求非常大。反過來說，即使這些器官缺氧僅幾分鐘，足以令其造成不可逆轉的損傷，甚至死亡。

在正常靜止的情況下，呼吸主要是由位於腦幹（Brainstem）的呼吸控制中樞（Respiratory control centre）發出信號，經由膈神經（Phrenic nerve）驅動橫膈膜（Diaphragm）的活動進行。橫隔膜在胸腔內製造負壓力（Negative pressure），令肺部擴張，讓空氣從氣道進入。在運動的時候，只靠薄薄的橫膈膜不足以應付新陳代謝和氣體交換的需求，呼吸控制中樞便會適當地邀集胸腔周邊的輔助呼吸肌（Accessory respiratory muscles），如各組頸部肌肉、肋骨中間的肋間肌（Intercostal muscle）、腹部和背部等肌肉調節呼吸快慢和深淺。

肺炎見氣促

然而，呼吸活動是受到很多因素影響的。以下是一個典型例子。

黃伯今年行有八十，本患有高血壓（Hypertension）和糖尿病（Diabetes mellitus），不幸近月獲確診有糖尿病視網膜病變（Diabetic retinopathy，俗稱糖尿上眼）。沒有吸煙習慣。近五日發燒不退，伴有多日咳嗽及黃綠色痰，本以為傷風感冒，但昨今二日始發氣促、倦睡、胃口消退。家人見狀遂經救護車送抵急症室。救護員到場，問及主要徵狀，以脈搏血氧計（Pulse oximeter）檢查發現血氧（Oxygen saturation，通常以 SpO2 作縮寫，以百分率表達）只有 89%（成人正常的數值一般在 94% 以上），呼吸率達 1 分鐘 28 次（成年人正常為 1 分鐘 12 至 20 次），故在運送途中先行以口罩協助呼吸。

　　甫抵急症室，分流站護士為其分流，初步檢查血壓為 160/95mmHg，脈搏 120/min，在經帶氧口罩每分鐘供應 6 升氧氣的情況下，SpO2 為 95%，呼吸率稍緩至每分鐘 20 次。醫生在場詢問得知，近日他的五歲孫兒因肺炎住院，來回醫院奔走，缺乏休息，探病時亦怕侷促沒有帶上外科口罩。當時黃伯倦睡，呼吸稍嫌困難，說一句話便要回一口氣，亦有早期脫水徵狀。檢查肺部更發現右下葉位置入氣減少，伴有吸氣性爆裂音（Inspiratory crackles），臨床診斷為細菌性肺炎。肺部 X 光亦確認了這一診斷，另外亦見有少量胸腔積液（Pleural effusion，俗稱肺積水）。黃伯需入院治理，接受多日靜脈抗生素注射，並暫以生理鹽水補充水分。驗血發現黃伯並不依時服糖尿藥，致血糖長期超標，削弱了免疫力。痰樣本經化驗種菌發現大量肺炎鏈球菌（Streptococcus pneumoniae），幸好該菌未見對注射的抗生素呈抗藥性。另外胸腔積液輕微，不用插管引流。一個多星期後，黃伯的呼吸、精神和胃口均見好轉，並順利出院。眾人提醒黃伯依時服藥控制長期病症的重要，亦提供了政府資助年屆 65 歲長者注射季節性流行性感冒和肺炎鏈球菌疫苗的資料。

各種供氧方法

　　根據英國胸肺學會（British Thoracic Society）於 2008 年發出的指引，在呼吸困難而血氧偏低的情況下，為患者提供氧氣協助呼吸是合適的做法。但額外氧氣並非治療呼吸困難徵狀的適當治療。氧氣是藥物的一種，通常由氧氣瓶（Oxygen cylinder）、氧氣機（Oxygen concentrator）、醫院牆上的中央供應系統（Wall oxygen）提供，並應由曾受專業訓練的人士施行。治療目標一般是 SpO2 達至 94-98%。遇上病人有慢性阻塞性肺病 (Chronic obstructive pulmonary disease, COPD)，如慢性支氣管炎 (Chronic bronchitis) 和肺氣腫 (Emphysema)，SpO2 目標則降至 88-92%，以維持低氧呼吸驅動 (Hypoxic drive) 對呼吸控制中樞的刺激。

供氧有多種方式，如鼻導管 (Nasal cannula，俗稱貓鬚)、在救護車上常用的簡單式面罩 (Simple mask)、常用於 COPD 或哮喘病人身上的文氏面罩 (Venturi mask)，與及非再呼吸面罩 (Non-rebreathing mask) 等等，它們給與的氧氣量各有不同。而抗生素則必須由醫生處方，根據病人的情況作出最適合的選擇。

哮喘突發，呼吸困難

以下個案亦帶出適時就診的重要。

李小姐芳齡二十六，小時候曾患有哮喘，但沒有發作多年，身體亦沒有其他大礙，如同齡的年輕人一樣活動沒有受到限制。這個星期為了不眠不休趕工，便多抽幾口煙提神。碰巧冬末入春，春寒料峭，她不慎着涼，久咳未止。本以為問題不大，自服成藥了事。遽料晚間呼吸不順，只好召喚救護車到急症室求醫。途中救護員見其呼吸困難，除給與氧氣外，亦予幾口氣管舒張藥 (Bronchodilator)。到達急症室後，醫生見李小姐只說了一句便要再回氣，明顯呼吸不暢，頸側肌肉亦見需運勁協助。血壓、脈搏正常。在沒有氧氣輔助時 SpO2 只有 93%，經鼻導管輸氧後回升至 97% (2L/min)，但呼吸率達每分鐘 24 次，明顯她需要額外的氣力，令呼吸加快和加深才可維持血氧。檢查發現雙側肺部進氣減少，呼氣時間明顯延長，並伴有呼氣喘鳴 (Expiratory wheeze)，臨床診斷為中度哮喘發作。

醫生指示她服用多顆類固醇藥丸，並在急症室特設的負氣壓房間使用霧化劑 (Nebuliser，俗稱聞氣)，來吸入較高劑量的氣管舒張藥，使用前後亦用最高流速計 (Peak flow meter) 量度最高呼氣速率 (Peak expiratory flow rate)，以比較用藥前後的反應。幸好藥到病除，李小姐用藥過後呼吸即見好轉，說話順暢，亦不用氧氣輔助，最高呼氣速率也見改善。

驚魂甫定，李小姐奇怪為甚麼哮喘多年後才發作。醫生解釋近因是上呼吸道感染，如傷風感冒。另外吸煙、動物毛髮、塵蟎、花粉、某些食物、藥物及刺激性化學物等都會誘發哮喘。她立時低頭不語，一臉難色。細問之下，原來近月剛飼養了一隻可愛的波斯小貓，春天正值換毛季節，怪不得發作了。幸好親友亦屬愛貓之人，可代收養。戒煙和為家居徹底清潔更是不在話下。

患者先以舒張藥自救

哮喘是很普遍的疾病，亦涉及社會各階層人士。古有羅馬帝國首位君主奧古斯都大帝（Augustus Caesar），十八世紀代表有樂聖貝多芬（Ludwig van Beethoven），乃至近代的有美國第 35 任總統約翰甘迺迪（John Fitzgerald Kennedy），以及有十億個掌聲的已故歌星鄧麗君。

根據英國胸肺學會及蘇格蘭院際指引網絡（Scottish Intercollegiate Guidelines Network, SIGN）於 2014 年發出的指引，診斷哮喘先要認識臨床特徵，包括喘鳴、氣喘、胸口緊繃、咳嗽、個人和家族過往的敏感記錄，肺部聽診發現喘鳴，不能解釋的低最高呼氣速率和血液中嗜酸性粒細胞（Eosinophil）偏高等。醫生亦會根據徵狀、肺部檢查、各維生指數、血氧、最高呼氣速率，甚至用動脈血氣（Arterial blood gas）分析結果、肺部 X 光和肺功能檢查（Spirometry）來協助判斷其嚴重級別，然後就該級別處方適當的治療。氧氣、類固醇、乙二型受體致效劑（Beta-2 agonist）、抗膽鹼劑（Anticholinergic）、白三烯素修飾劑（Leukotriene modifier）、茶鹼（Theophylline）、靜脈注射硫酸鎂（Magnesium sulphate）等等，也是其中的選擇。不過，當情況危殆，病人開始缺氧、昏睡，不能清醒地調節呼吸，便需要考慮插喉，並以正壓呼吸機（Ventilator）協助。

當哮喘發作時，病人宜先用氣管舒張藥自救，再及早求醫。但自救方法和使用的份量應預先在覆診時和醫生討論。哮喘女患者即使懷孕期間亦不宜擅自停藥,因為廣泛研究顯示,孕婦因嚴重哮喘發作導致胎兒缺氧的風險,遠比藥物副作用對胎兒的風險為大。

胸口痛,肺部減少進氣

有些時候,藥物並非所有胸肺問題的解決辦法。

Peter 是一位 20 歲的大學生,昂藏六呎有餘,身形瘦削,酷愛籃球運動。有一天他偕友人打球,正想用力跳投的時候被對方防守,身體稍微有點踫撞。起初他不以為意,也沒有明顯痛楚。完場休息的時候,他點起香煙定過神來,開始感覺呼吸不暢。回到家中,更覺氣喘,呼吸時胸口伴有痛楚,說話始見困難,頭額冒汗。母親見狀,以為是心絞痛,愛子情切之下便讓他服用心臟用藥舌底硝酸甘油(Nitroglycerin)。服後更暈眩不止,遂報救護車送院處理。救護員到場發現 Peter 血壓只有 76/40mmHg,脈搏正常,SpO2 94%,血糖正常,故給與氧氣和生理鹽水靜脈滴注。

到達急症室後,血壓及血氧已見改善。醫生詳細問診發現沒有任何長期病患紀錄,平日做運動,上山下海勝任有餘,未見氣喘胸痛。是次事出突然,胸痛隨呼吸的深度而加劇,但沒有蔓延至胳膊、牙關、背部等位置,故此並非典型的心絞痛。檢查發現,身上沒有明顯傷痕和觸痛,但右邊肺部明顯減少進氣,叩診發現過強反響性叩診音(Hyper-resonant percussion note)。頸上血管未見膨脹,氣管沒有移位。臨床診斷是原發性自發氣胸(Primary spontaneous pneumothorax,俗稱爆肺)。表面證據看來,血壓低的原因是誤用了硝酸甘油,而並非併發了張力性氣胸(Tension pneumothorax)。肺部 X 光亦證實了這一診斷,右肺面積縮小,其餘位置被胸膜腔內的空氣佔據。

藥物無法治療氣胸

　　藥物不能有效處理大面積的氣胸。醫生遂為 Peter 以局部麻醉的方法把導管（Chest drain）放進胸膜腔內引流至水封式引流瓶（Underwater seal drain），效果立竿見影。以肺部 X 光片確認導管位置正確後，Peter 住院接受觀察。心胸肺外科醫生解釋，是次氣胸和打籃球受輕微撞擊無關，反而吸煙、家人有氣胸病史、高瘦身型及其相關的疾病如馬凡氏綜合症（Marfan syndrome），或女士子宮內膜異位至胸腔（Thoracic endometriosis）等等，才是高危因素。即使咳嗽、打噴嚏、唱歌、大笑也可能發病。直接原因是肺部外圍，尤其是肺尖（Apex）附近的肺膜生了氣泡（Bleb）並穿破了，就會造成氣胸。

　　根據國際醫學期刊《Thorax》於 1997 年的回溯性研究，原發性自發氣胸四年內的復發率高達五成四。過往為了避免復發會經由導管注入不同的物料把胸肺膜黏起來，俗語謂“黐肺”。過程會有痛楚，三年內的復發率也有兩至三成。手術切除肺膜的氣泡成為治本的另外選擇。

　　急症室醫生憑藉病人的主訴及病歷，救護員、警員、院舍職員及家人的環境證供，扼要的臨床身體檢查和幾項簡單的檢驗，往往足以在有限的時間內確認當前的臨床診斷，作出適當的處理。處理呼吸問題，是急救其中重要的一環。細心觀察、聆聽病者的主訴和呼吸、用心分析和快速處理，正是實踐醫者使命，為病人爭一口氣的必備條件。

各款急症室常用氧氣吸入裝置一覽表

項目	原理	供氧流速及濃度	適應症
鼻導管（Nasal cannula） 	氧氣經由導管在末端混和周邊的空氣送入鼻腔。	低供氧流速至 5L/min，濃度約 28-44%。供氧流速高於 6L/min 可能會引致不適，如鼻黏膜乾燥、流鼻血等，導管也可能因為壓力太高而脱落。	可自主用鼻呼吸的人士，亦常用於長期使用氧氣治療（Long-term oxygen therapy）的病人。
簡單式面罩（Simple face mask） 	氧氣經由面罩混和周邊的空氣送入口及鼻腔	供氧流速 6-10L/min，濃度約 35-55%。	可自主呼吸而需要氧氣濃度較高的人士，如創傷及叢集性頭痛（Cluster headache）患者。常用於救護車上。
文氏面罩（Venturi mask 或 air-entrainment mask） 	氧氣經由面罩和稀釋器（Diluter）用混噴（Jet mixing）的原理，以特定的比例混和周邊的空氣送入口及鼻腔，供氧濃度較穩定。	用不同的稀釋器配合不同的供氧流速（3-15L/min），從而達致濃度約 24-50%。	可自主呼吸但需要特定氧氣濃度的人士，如慢性阻塞性肺病（COPD）、支氣管擴張症（Bronchiectasis）等患者。

非再呼吸面罩（Non-rebreathing mask） 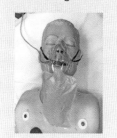	面罩與貯存袋（Reservoir）接駁。使用前需以純氧氣充滿貯存袋。吸氣時面罩旁邊的閥門會關閉，貯存袋凹陷，令病人吸入高濃度氧氣。呼氣時面罩旁邊的閥門會開啟。	供氧流速 10-15L/min，理論上濃度可達 75-100%；但因為面罩並非完全密封口及鼻的位置，以及風險控制原因而除去部分閥門，實際氧氣濃度可能降低至 60-80%。	可自主呼吸而需要氧氣濃度較高的人士，如創傷、呼吸衰竭、吸入濃煙、一氧化碳中毒及叢集性頭痛的患者等。
霧化器（Nebuliser） 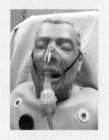	面罩與霧化器接駁，霧化器內的藥物經由高流速的氣體把液體份子拆小並與之混合，形成氣霧（Aerosol）方便吸入。除氣動霧化器之外，市面上亦有電動和超聲波震動的型號。	供氣流速應最少為 6L/min，令霧化器可以在幾分鐘內製造氣霧。	哮喘、慢性阻塞性肺病、支氣管擴張症、囊腫性纖維化（Cystic fibrosis）發作、肺囊蟲肺炎（Pneumocystis jiroveci pneumonia）的預防治療等。
膠囊活門面罩復蘇器（Bag-valve-mask resuscitator） 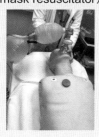	施行者擠壓膠囊為患者以正壓力提供氧氣，並需保持面罩和面部緊貼。 末端如駁有貯存袋（如圖所示）可輸出高濃度氧氣。活門（Shutter valve）和面罩之間駁上的過濾器可避免患者呼出的二氧化碳和唾液等分泌物返流至膠囊。	以 70 公斤體重、中等身材的成年人來說，擠壓一次膠囊應輸出約 500 至 800 毫升的空氣才足夠。如接上氧氣，則可減至 400 毫升。呼吸率為每分鐘 10 至 12。 根據 2010 年美國心臟協會（American Heart Association）有關成年人的基本生命支援（Basic Life Support）指引，當心肺停頓並正在進行心肺復甦時，每進行 30 次心外壓便需提供 2 次氧氣。	不可自主呼吸而需要氧氣濃度較高的人士，特別是呼吸衰竭、心肺停頓、插喉前給氧（Pre-oxygenation）等情況，亦可在插喉後接駁喉管進行正壓換氣（Positive pressure ventilation）。

可攜式呼吸機
（Portable ventilator）

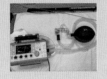

為患者以正壓力提供不同濃度的氧氣，並可根據病人情況調較不同的呼吸模式和數值。有些機種除可接駁插喉喉管，也能夠以密封口罩提供非入侵性（Non-invasive）的正壓換氣。

供氧濃度 40-100%，不同機種可能有所不同。

所有不可自主呼吸而需要輔助換氣（Assisted ventilation）的患者，如急性肺部受損、呼吸停頓、嚴重哮喘和慢性阻塞性肺病發作、無法控制呼吸肌肉的情況如吉巴氏綜合症（Guillain-Barré syndrome）、重肌無力症（Myasthenia gravis）、脊椎神經受損、全身麻醉、肌肉營養不良症等。

急症的 C：休克後的抽絲剝繭

衛家聰

Neo 一直身體健康，在政府從事技術工作很多年了。他萬萬想不到，在退休後第一個星期便差點踏進了鬼門關。

趁着退休前休假，他和太太到內地名山大川旅遊一番。他心想，自己辛勞一生，退休的時候該好好補償多少次被他忽略了的太太。

Neo 中年之後就患上了糖尿病，一直都有醫生跟進血糖控制。他的父母都是糖尿患者，自己也早已心中有數，糖尿病他是躲不過的，問題是他在甚麼時候發病而已。他一直定時吃藥，也懂得飲食調控，只是人在江湖，身不由己，工作上常有應酬，即使自己厲行節食，在飯局上的面子派對哪有這麼豐儉由人？所以每當醫生告誡他要"健康生活"，他只有苦笑稱是。

旅行回來之後差不多一星期了，疲累的感覺一直揮之不去。在回港的頭幾天，因為拉肚子，他還特意吃了幾天稀飯清理腸胃。今天一早起來，Neo 真疲累到不行了，也感覺有點氣喘。想起牀梳洗一下，可是眼前一黑，就失去了知覺。

***

"我回到家的時候，他已軟軟的昏倒在地上。" Neo 太太如是説。

送到急症室的 Neo 已不省人事。救護員抵達 Neo 家中的時候，他躺在地板上，大小便失禁。面對乾瘦瘦的 Neo，救護員霎時間也難以在他扁塌了的血管打點滴。

"血壓 74/50，脈搏 127，體溫正常。帶氧度 95%。"

　　把 Neo 送進急救復甦室之後，護士和護理員協力為 Neo 換上了清潔的病人服，也連接上生理監察儀。護理員嫻熟地在他的手指尖擠出一滴血，滴在血糖機的試紙上。

　　"血糖 28mmol/L！"護理員不禁喊了出來。

昏迷、缺水、血糖高

　　"請放入 OPA（口咽人工氣喉），15L O2 with Non-rebreathing mask（以非再呼吸面罩每分鐘輸送 15 升氧氣）。"面對低血壓的昏迷病人，值班的急症專科醫生 Anthia 首要的任務是要確保 Neo 的氣道暢通，呼吸正常。緊隨着的體檢確定 Neo 肺部呼吸功能正常，沒有雜音，只是呼吸有點急速。

　　Anthia 腦中浮現出幾種昏迷、低血壓、呼吸急促和高血糖的鑒別診斷（Differential diagnoses）。可是要確診這些鑒別診斷要花上好一些時間，倒不如先好好支援 Neo 的維生指標。

　　"我們要多打幾個點滴，這個病人缺水得很厲害。"Anthia 和好幾位護士分別在 Neo 手腳不同位置尋找合適的血管打點滴。面對收縮了的靜脈，資深的 Anthia 也不是每一次皆能刺進血管。單是打幾個點滴也花了急救團隊十多分鐘。

　　"先抽血送檢，再全速輸入一包 500 毫升生理鹽水吧！"

　　"護理員請送 ECG（心電圖）機進來做 ECG，也找一部超聲波機來讓我看看他心肺和腹部情況。"

　　"Mabel（一位註冊護士）請插 Foley（導尿管），留小便做尿液分析，尤其要測試有沒有 Ketone（尿酮），接駁尿袋看看尿流量。"

　　"翠姐（一位資深護師），請準備靜脈注射的抗生素及胰島素（Insulin），先不用注射。"

　　作為急救團隊的領導，Anthia 有條不紊地指派隊員做不同的工作。

循環系統失效

醫學上的休克（Shock）是指循環系統（Circulation system）的失效，所以全身各器官都會受到影響。由於生理作用，休克初期病人還可以是清醒及血壓正常的。隨着病情惡化，腦灌注（Cerebral perfusion）漸漸下降會引起焦燥、混沌甚至昏迷，腎灌注（Renal perfusion）減少會做成尿流不降，脈搏頻率會逐漸

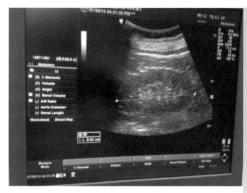

超聲波能診斷出腹內出血、心包填塞等引致休克的急病，也可評估心臟收縮力及血容量。

上升，皮膚也會變得濕冷，最後才是血壓的下降。因此，昏迷和血壓下降已是危殆的狀態。量血壓、脈搏和插尿管是監測危重病人循環系統常用的臨床手段。

護理員送來了超聲波機，Anthia 二話不說馬上用上超聲波探頭在 Neo 的腹部和胸前搜索，希望確認他沒有腹內出血、心包填塞（Cardiac tamponade）這些影響血壓的急病，同時超聲波也可協助評估心臟收縮力及血容量。似乎一切都如 Anthia 所料。護理員這時遞上了十二導聯心電圖（Full-lead ECG），不單方便 Anthia 診斷心律，還可以從中提早獲得電解質（Electrolyte）異常的線索。

"呼，一切還好。"Anthia 擔心她推算的診斷還有更多併發症。畢竟，她眼前的問題已夠多了。

"別忘了我們還要 ABG（Arterial blood gas，動脈血液含氣分析）。"Anthia 既提醒同事，同時也提醒自己不要遺漏這個重要血液測試。

雖然越來越多文獻指出靜脈血液已經足以斷定血酸症（Acidosis），不過 Anthia 心知這所醫院的深切治療部仍以動脈血為最高標準。為免出現不必要爭議，還是親自進行動脈採血。今次有了超聲波的協助，即使脈

搏因血壓低而難以觸察，手腕的橈骨（Radial）動脈仍是上佳的採血位置。何況，剛才注入的生理鹽水改善了血壓，採血的難度也些微下降。

"請多給一包生理鹽水。" Anthia 深明 Neo 缺水之多，豈能一包 500 毫升生理鹽水就能解決。

"尿液分析和 ABG 結果有了嗎？"她低頭看一看翠姐送上的小紙條，看看 Neo 的樣子，轉頭便告訴翠姐："確認是 DKA（Diabetic ketoacidosis，糖尿酮酸中毒症），麻煩注射抗生素和慢輸胰島素。隨後聯絡 ICU 作會診吧！"

Neo 慢慢恢復了意識，可是還是疲憊不堪。

"Neo，你知道自己在哪裏嗎？"

雖說未完全恢復精神，他還可以憑制服辨別眼前的人。

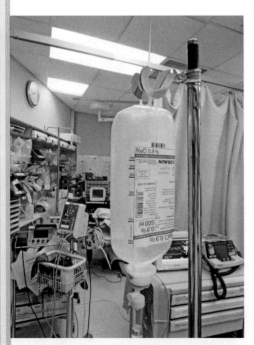

快速輸液是搶救低血容性休克（Hypovolemic shock）病人時其中一項重要的治療方法。

"很好，你患上了敗血症（Septicaemia），又有極嚴重的糖尿併發症 DKA。剛才血壓太低，你還意識迷糊呢。ICU 醫生將會評估你的情況，應該會入 ICU 監察改善情況。"

完成輸液兩包之後，Neo 的血壓和神智好多了。儘管如此，尿袋還是乾巴巴的。

之後，Neo 待在 ICU 觀察兩天，之後轉到普通病房。在病房，糖尿科專科護士教導他自行注射胰島素的技巧，和不失味道的糖尿餐單。受影響的腎功能在改善循環系統後逐漸恢復。Neo 漸漸理解，原來他曾一度在鬼門關外走了一趟。

常見的四種休克

循環系統的維護是急症科的一門核心課題。休克的成因大致可分為四大項：低血容性休克、心源性休克、分佈性休克和神經性休克。

最常見的休克是低血容性休克（Hypovolemic shock）。出血的地點不一定是眼見的地方，腹部內臟出血、盆骨骨折、股骨骨折和動脈血管破裂，隨時可造成災難性出血。外出血可用按壓止血，可是內出血就必須以外科手術或介入程序止血。醫學文獻多指出適量輸入溶液足可改善循環系統功能。過量的輸液會過分稀釋原有血液，反而造成更嚴重的貧血及凝血障礙。

心源性休克（Cardiogenic shock）簡單而言是心臟收縮力不足，常見於冠心病（Ischaemic heart disease）、風濕性心臟病（Chronic rheumatic heart disease）或心肌疾病（Cardiomyopathy）。治療方面針對減輕心臟負荷，同時以強心藥（Inotropes）提升心臟收縮力。最近有心肌疾病患者植入人工心臟，以延長壽命。

分佈性休克（Distributive shock）主要病理是血液的異常分佈，常見於敗血症或過敏反應（Allergic reaction）。除以抗生素或抗敏藥物治本，患者或需輸液及強心藥暫時支援循環系統，以免病情惡化。

神經性休克（Neurogenic shock）是指脊椎創傷或疾病造成血管調節阻礙，以致血管在一段時間內長期處於擴張狀態，繼而引致血壓及脈搏下降。在急症部，醫生可用輸液及各種藥物支援病者情況，穩定維生指標後轉送神經外科或骨科根治。

休克的診斷與治療本身就是醫生和時間的競賽。沒有急症室的初步診斷和生命支援，很多患者就會錯過治療的最佳時間，減低了生存機會，以及造成康復後遺的損害。

急性心肌梗塞的救治

張冠豪、張乃光

　　急症部需要輪班工作，不分晝夜，而我工作的急症部每一更次是八小時。一天晚上，還有 15 分鐘便到午夜的下班時間，正是清理手上尚未完成工作的黃金時間，免得下一更的同事甫上班就要承接我們的"手尾"。就在這時，急症部的廣播聲中響起了"急救房有 case"。我忙不迭地望過去，只見輪牀上躺着一位神色痛苦的中年男性，正被救護員推入急救房。

　　他的面色蒼白，雙眉緊皺，黃豆般大的汗珠在直冒。我的心中一凜，便亦步亦趨地進入急救房。他並沒有長期病患，亦從未住過醫院，兩小時前上腹開始疼痛。他本想忍耐一下，待自然好，但漸漸覺得實在痛得要命，而且感覺暈眩，所以最終也要召喚救護車送院。

　　護士們迅速把維生監察儀器接駁到他身上，以監察血壓、心跳和含氧量，並且訓練有素地把心電圖機推到病人身邊以作準備。他的血壓很低，只有 75/40mmHg，心跳每分鐘只有三十多次，而正常人心跳一般每分鐘應有 60 次以上。

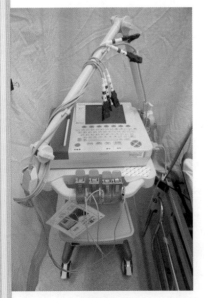
心電圖機。

腹痛因心臟病發？

　　病人腹痛，我們固然要考慮是否腸胃消化系統的毛病，然而經過多年來急症的訓練和工作，我亦第一時間想到疾病非典型病徵

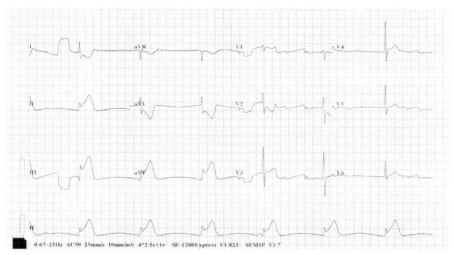

ST 段上升心肌梗塞的心電圖。

（Atypical presentation）的可能性。心臟病發的典型病徵是胸口痛，但非典型病徵卻可以是上腹痛，甚至完全不痛。

　　我們第一時間在他的靜脈插入一條管道，並做了十二導聯心電圖檢查。果然不出所料，心電圖顯示出病人患的是心臟病發的一種：ST 段上升心肌梗塞（ST elevation myocardial infarction, STEMI）。心肌梗塞，就是心臟血管受到堵塞，令心臟肌肉壞死。心電圖還顯示，病人心肌梗塞的缺血位置是心臟下壁，而心跳慢的種類就屬於交界性心動過緩（Junctional bradycardia）。

　　急性心肌梗塞（Acute myocardial infarction, AMI）是一種可以隨時奪命的危疾，而病者這種 ST 段上升心肌梗塞（STEMI），就比另一種非 ST 段上升心肌梗塞（NSTEMI）的死亡率為高，再加上他的心跳只有常人一半，血壓甚低，屬於心源性休克，令情況更是危急。

　　我們連忙經靜脈輸液到他體內，和給他注射提升心跳的藥物阿托品（Atropine），以改善他的血壓和心率。此後，我們重複評估了病情一次，並確定他患上的是 STEMI 心肌梗塞，而不是其他病徵相似的疾病。這步驟在診治急性心肌梗塞時非常重要，過往不少主動脈血管撕裂（Aortic dissection）個案曾被當作心肌梗塞醫治，結果慘不忍睹。肯定無誤後，便立即鎖定最關鍵的救治方案為再灌注治療（Reperfusion therapy），亦即盡快打通受阻塞的心臟血管。

阻止心臟組織壞死

　　我們先給他口服的阿士匹靈（Aspirin）。至於再灌注治療方面，因為午夜時分人手和其他配套不足，不能為病人做直接經皮冠狀動脈介入治療（Percutaneous coronary intervention, PCI），即俗稱"通波仔"手術，我們於是快速地評估了溶血栓治療（Thrombolytic therapy）的風險和可行性後，給他注射了溶血栓藥物。

　　注射溶血栓藥物，說難不難，但說易也不易。這決定和安排，都是由急症科醫生負責。說它不易，是因為注射溶血栓藥物前，要考慮大約十餘項因素以決定病人是否適合注射，還要計算藥物劑量和向病人及家屬解釋出血的風險，而這個過程所使用的時間，卻是越短越好。根據美國心臟協會的建議，病人從踏進醫院那刻到接受溶血栓藥物注射的時間，應少於 30 分鐘內，才能達致拯救尚未壞死的心臟組織之最佳效果。

　　眼前的病人，他的心跳、血壓剛剛因注射體液和藥物後回復正常，我們就忙於準備溶血栓藥物。幸好努力沒有白費，最終能在 28 分鐘內注射血栓溶解劑，達到國際標準。看到病人初步隱定下來，便立即聯絡心臟加護病房（CCU）的值班醫生，並轉送他到加護病房留醫。這時，我們才鬆一口氣。看看錶，雖然已過了下班時間，但也覺得大家做得很好。在駕車回家途中心中也很坦然，晚上心安理

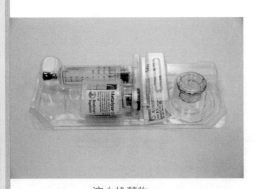

溶血栓藥物。

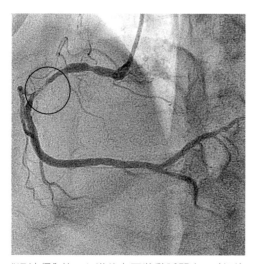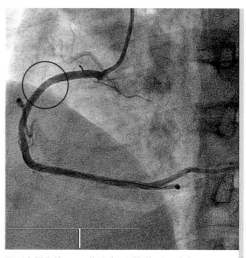

"通波仔"前，心臟的右冠狀動脈閉塞。（相片由陳展鵬醫生提供）

"通波仔"後，心臟的右冠狀動脈回復暢通。（相片由陳展鵬醫生提供）

得地睡了一個好覺。

　　翌日，那病人在心臟科接受了"通波仔"和放置冠狀動脈支架的手術，過程順利，再加上藥物控制血壓和血脂，不到幾天就康復出院了。

　　急症部的工作就是這樣，每每都要處理危急的病人，而病人經急救後的改善，卻可以為醫護帶來很大的工作滿足感。話說回來，從這個案引申，我們不妨由急症部治療心肌梗塞開始，看看一些關於心肌梗塞的冷知識。

1. 都市殺手病

　　心臟病以往曾雄據本港第二號殺手病的位置十多年。而在 2012 和 2013 年，心臟病是本港的第三號殺手，僅次於癌症和肺炎。[1] 當然，排名的下降並不代表我們可以對心臟病放鬆警惕。事實上，每年香港仍有約 2000 人因急性心肌梗塞而在醫院死亡。[2]

1　資料來源：衛生署衛生防護中心網頁。

2　資料來源：醫管局統計年報 2012-2013 年。

　　由於急性心肌梗塞是死亡率甚高的危疾，所以該類病者也成為本港各所急症室的主要救治對象，而本地大部分的急性心肌梗塞患者也是首先被送往急症室，確診和接受初步治理，穩定病情後才被轉送往心臟專科，進行確切治療的。

2. 心肌梗塞的 "隱形病人"

　　本港有不少隱形心肌梗塞病人。一項公立醫院的調查發現，有三分之一的心肌梗塞患者屬於隱形病人。所謂隱形病人，意指在病發之前完全沒有冠心病（Ischaemic heart disease, IHD）的心絞痛（Angina）病徵，也不知道自己存有血壓高（Hypertension）、膽固醇高（Hypercholesterolaemia）、血糖高（Hyperglycaemia）等心肌梗塞的高危因素。以上個案中的那位先生就是隱形病人之一。

3. 非典型病徵

　　要第一時間診斷出急性心肌梗塞，須從三大線索着手：病徵、心電圖和抽血檢驗心肌酵素（Cardiac enzymes）。有時候我們也須借助臨床超聲波幫忙。

　　以病徵來說，許多人都知道急性心肌梗塞會令胸口劇痛，但卻未必人人知道這疼痛可蔓延至頸部、下顎、肩膀或手臂等位置。我們稱之為轉移痛（Referred pain）。也有時候，病人只會感到轉移痛，如只覺得下顎痛而忽略了胸口痛，這往往令診斷延誤。就像上述那位先生，他的主要病徵就是上腹痛而非胸口痛。

4. 心電圖好幫手

　　當心電圖儀器接駁上病人的前胸和四肢後，就可以從多角度接收到心臟產生的電流，轉化成線條形象。整個心電圖檢查過程只需一至兩分鐘，就可診斷出許多心臟病和其他病症。

　　所以，若果病人能指出自己前胸痛，許多急症部都會在病人尚未見醫生前，第一時間先行做妥心電圖檢查，以供醫生參考。

5. 注射溶血栓藥物與直接 "通波仔" 的發展

心臟血管受到堵塞初期，若能盡快回復血液流動，仍可拯救尚未壞死的心臟肌肉。在急症部，甚至在救護車上先給予如阿士匹靈的抗血小板（Anti-platelet）類藥物，能有效減低死亡機會。而以打通阻塞的血管為目的之 "再灌注治療"，則有注射溶血栓藥物或直接做 "通波仔" 手術兩大選項。

在香港急症部注射溶血栓藥物，已有十多年歷史。每隔半年，公立醫院急症部都會審計使用血栓溶解劑治療急性心肌梗塞的情況，以便精益求精。

然而一般來說，直接 "通波仔" 較注射溶血栓藥物成效為大。所謂直接 "通波仔"，即根據美國心臟協會的建議，務求從病人踏進醫院那刻起，到通波仔手術的心導管成功擴張受阻塞的心臟血管，時間不超過 90 分鐘。

若心臟科醫生能直接為病人做 "通波仔" 手術，急症部會作出術前準備，並聯絡心導管中心，以求盡快安排病人進行手術。可是要做到直接 "通波仔"，需要有足夠的心導管手術室、輪班心臟科醫生、專科護士和放射技師，同時有充足的財政撥款支持。在私營醫院，安排這樣的一個手術動輒要病人支付十多萬元費用。在公營醫院方面，雖然在過去數年已不斷發展至直接 "通波仔"，但現在仍約只有一半醫院有此服務，而服務時間也多只限於日間和非公眾假期。

以一所香港區的醫院為例，在 2000 年至 2009 年 10 年間，治療急性心肌梗塞時採用直接 "通波仔" 的比率由 1.6% 增加至 30.6%；而採用注射溶血栓藥物的比例，則由 57.4% 減少至 35%，比率仍比直接 "通波仔" 略高。[3] 所以上文提到的病人，就和許多急性心肌梗塞病人一樣，先在急症

3　資料來源：2012 年 8 月香港醫學期刊，〈ST 段上升心肌梗死的再灌注治療策略：十年間的趨勢〉。

部接受注射溶血栓藥物，以求盡快打通堵塞的心臟血管，其後再安排"通波仔"手術。

時間就是心臟肌肉

在急性心肌梗塞的治療上，有"時間就是心臟肌肉"之說。為了更迅速高效地救治該類病人，以保住心臟肌肉免受永久性損傷，幾乎所有的急症室現時都已為急性心肌梗塞設立了特快的搶救預案，爭分奪秒地務求盡快以合適的方式打通堵塞的心臟血管。

總括來說，在急症部診斷和治療心肌梗塞，必須快而準。展望將來，除了急症部的範疇外，亦希望社會可發展院前心電圖檢查，以便更快作出診斷。除此之外，擴展緊急"通波仔"服務至 24 小時，令更多病人受惠，乃大勢所趨。當然，若大眾能防範於未然，減低心肌梗塞或冠心病的誘因，更是上上之策。

心肌梗塞的八大誘因

- 吸煙

- 高血壓

- 高血脂

- 糖尿病

- 肥胖

- 少運動

- 壓力大

- 年長人士

中風的診治

衛家聰

"鈴鈴……鈴鈴……"

在繁忙的急症室有一個寂靜的角落，一台白色的電話冒起了單調的鈴聲。這台白瞪瞪的小電話只有 12 個數字和符號鍵，和放在急症室其他不同位置的黑色內線電話截然不同。它是緊急通訊用的專線電話，被安穩地放在辦公桌的一台傳真機旁，更顯得毫不起眼。

一位站在傳真機旁收發傳真文件的護士打了個寒顫，定定地凝望着這台小電話，彷彿時間就此停住了，心中暗自嘀咕："不是這麼邪門吧？"她定下神來，就放下手上的傳真及病人檔案，伸出手來接了這個電話。話筒的另一方是一把男聲。

"急症室是吧？"這把聲音匆匆忙忙的。"急救室留位。54 歲男人剛才睡覺時突然胡言亂語。我們到場時口齒不清，精神混亂，體溫 37.3℃，血壓 180/113，脈搏 64。救護車三分鐘後到。"

護士快手快腳把一些生命表徵和簡單病史，抄寫在電話旁的留言紙上。護士連忙知會值班的資深護師和專科醫生。

"急救室準備。"急症專科醫生 John 不徐不疾地説。放下手上的病人檔案，洗了手，便急步走往急救室。剛巧，救護員推着一名躺在擔架牀上的男人，從急症室的救護車入口進來。

"是'急救室留位'病人。"幾位身形健壯的救護員小心翼翼地把那位躺在擔架牀上的男人，移送至急救室內那張堅固的急救輪牀上。同時進來的，另有兩位女親屬，被護士招呼至急救室附近的座位安頓。

"Last seen well at（最後被察覺仍然正常的時間是）6 時多，8 時半左右被太太發現他發出呻吟的聲音，整個人軟軟弱弱的。"救護員簡潔地報告初步病狀。"現在他的樣子好了點，剛才在他的家時有點亂。"

一位救護員則快捷地把東西收拾好，準備鳴金收兵；另一位也協助家屬到登記處登記，好讓急症室的醫護人員可以查看病人病歷，也可以為病人開啟電子病歷編號，方便之後的種種檢查。須臾，一位親屬送來了一份病人檔案卡。

John 馬上察看病人的情況，發覺他好像對環境轉變有反應，能張開眼睛四處張望，呼吸自然，心中也安定了不少，至少不是危在分秒的情況。John 看看護士手中那張病人檔案卡上登記的資料，便向病人查詢："陳先生，你叫甚麼名字？"

陳先生果然說得上名字，於是 John 向他說明狀況："陳先生，你被送來急症室。剛剛你的家人覺得你不舒服，精神很不好，可否告訴我發生了甚麼事？"

他含糊地說了好些難以聽懂的話語，情況和新發作急性中風（Hyperacute stroke）十分吻合。John 於是從口袋裏掏出兩支筆，分別放在陳先生的左右手掌心，向陳先生說明："你可不可以握緊拳頭，抓緊手上的筆，不要讓我把筆拔出來。"

John 發現陳先生右手表現良好，可是左手紋風不動，於是提醒他一下："你可不可以握緊左手呢？"John 輕輕地拍拍他的左手。那隻左手還是毫無反應。

真的中風嗎？

John 向身旁正在接駁維生指標監察儀器的護士指示打點滴，並吩咐對面的健康助理員先測試血糖值（Blood glucose level），再去做一張心電圖。心中雖然非常擔心陳先生患上了中風，可是也不可忘掉其他相類的問題。低血糖症患者也可以表現為精神萎靡不振、四肢乏力，但在補充葡萄糖後不久就可以完全回復正常。而心電圖則可偵測病者是否有心房震顫（Atrial fibrillation），那是中年患者常見的中風危險因素。

當其他人正忙不過來時，John 則專注在電腦上查看陳先生的病歷：有血壓高和糖尿病。可是熒幕上的電子醫療紀錄顯示，最後的診治紀錄是 2011 年 4 月。John 在電腦上安排一系列化驗及掃描檢查，親手交予負責協調及覆核各種檢查的資深護師，隨即掀開布簾步出急救室，簡單地向家屬自我介紹，也匯報了初步的情況。"2011 年 4 月之後怎麼了？" John 向家屬查問今早發生的狀況之後，順便了解一下在電子醫療紀錄上的"歷史空白"。

"他怕要終身吃藥。他聽工友說喝苦瓜乾煲水可以醫治糖尿血壓，於是天天喝苦瓜乾煲水。"他的太太明言。

John 明白雖然香港擁有舉世艷羨的公共醫療制度，可是個人的醫療決定往往不是理性實證為本的。"我爸爸怕看醫生，覺得西藥很燥，也會傷胃。"他的女兒補充了媽媽的資料。

"那他有沒有定期量度血壓和血糖？"

"沒有。"一如 John 所料。

資深護師提議："John，找中風護師好嗎？"

"好的，謝謝。"

腦出血還是腦梗塞？

時間就是腦袋！倘若病人適合血栓溶解治療（Thrombolytic therapy）的話，早一分鐘下藥，便多一點腦細胞獲救，腦袋便不會隨時間而逝。

　　陳先生很快便獲安排腦部電腦掃描了。John 深知電腦掃描[1]的圓形探頭隧道隨時會變成死亡通道，所以隨護士一同護送病人至掃描室，以確保即使病情惡化，亦可以即時察覺和處理。而且，他也想盡快分辨出病人中風的成因是腦出血（Haemorrhage）還是腦梗塞（Infarction）。兩者的治療方法南轅北轍。

　　護士問 John：" 病人血壓 200/110mmHg，要降一下血壓嗎？"

　　高血壓會導致中風和心臟病，所以患者要吃藥控制血壓。這是一條很多市民都懂的常識。一般而言，這話是合理的。可是中風若已出現，那便須特事特辦了。在腦血管栓塞的情況，腦部的血液供應已不能滿足需要，若再降血壓的話，會使缺血範圍變大。相反在腦出血的情況，高血壓會令出血急速惡化，故需把血壓降下來。由於腦梗塞和腦出血在臨床上難以分得清楚，所以電腦掃描在今天的中風治理中扮演着不可或缺的角色。

　　在掃描室的控制間，John 密切注視着顯示屏，專注得連中風護師從側門進來了也沒有留意。顯示屏上展現着一幅接一幅的電腦斷層影像。雖然腦袋中有很多細微的結構變化，要受過訓練的放射科醫生（Radiologist）才看得出來，可是 John 的疑問只有一個，就是陳先生是不是腦出血。倘若他是腦出血，John 就要聯繫神經外科值班醫生會診，以鑒別陳先生是否需要外科手術治療。倘若神經外科認為陳先生難以受惠於手術，甚至麻醉或手術風險太高，陳先生就會被收進內科病房觀察，讓身體漸漸地自然吸收血塊，可是康復潛力就叫人擔心得多。

　　所有掃描造影準備妥當後，John 仔細地重新審閱了一次，確定沒有

1　電腦斷層掃描（Computed Tomography, CT）是一種影像診斷學檢查，是一種利用數碼幾何處理後重建的三維放射線醫學影像。該技術主要通過單一軸面的 X 射線旋轉照射人體，由於不同的組織對 X 射線的吸收能力（或稱阻射率）不同，可以用電腦的三維技術重建出斷層面影像。腦部斷層檢查（CT Brain）主要用來診斷腦部血管病變及出血。在病人急性中風的情形下，它雖然沒辦法排除血管阻塞的可能性，但是可以排除出血的可能性，於是醫生就可以大膽地應用血栓溶解劑及抗凝血劑。

遺漏任何出血情況，頓時輕鬆了不少。

"至少沒有出血，用不着找神經外科。同事們，MCA Infract（中大腦動脈梗塞）！"[2]John 指着其中之一張掃描的右方，有一條小小的白線，那就是梗塞的地方。

回到急救室後，中風護師及神經科專科醫生（Neurologist）便一起評估陳先生是否適合使用血栓溶解治療，並界定他為合適的病人類別。中風護師在注射了藥物後，便護送陳先生進內科中風加護病房。

過了幾天，John 上病房跟進陳先生的進展。出乎意料地陳先生已經可以在物理治療師協助下慢慢走動。離開的時候遇上了來探病的陳太太和陳小姐。"謝謝你，醫生。你救了他，也救了我們一家。"

談、笑、用、兵看中風

中風病者的處理，首重在腦細胞缺血壞死之前改善血液灌注。因此及早為身邊親朋辨別中風徵狀，將患者送到醫院的急症室，是改寫患者一生行動不便的重要第一步。香港中風學會因應中風病徵，設計了一句中文口訣"談、笑、用、兵"，提醒市民注意中風先兆。"談"的意思是若市民突然發現說話時舌頭打結、語音不清晰、語無倫次時，就要開始注意；"笑"的意思是咧嘴而笑時，若兩邊面頰不對稱，亦是另一注意先兆；"用"的意思是用手用腳時有障礙；而"兵"就是指若當事人出現上述徵狀，懷疑中風，要馬上"請救兵"，打 999 傳呼救護車送院救治，以減低中風造成的死亡和傷殘風險。

2　大範圍中大腦動脈梗塞：由於動脈粥狀硬化或是栓子經由循環系統進入腦血管造成血管梗塞等原因，導致局部腦組織缺氧、功能喪失甚至腦組織壞死的狀況。這種中風所面臨的另一問題是腦水腫的產生，造成腦壓的增加。胞性的水腫，尤其是灰質最為明顯，一些胺基酸傳遞物質、自由基、等都與腦水腫有關，此情形將做成病人在中風後 24~48 小時內的急性惡化。

創傷急救：
與死神競賽的一小時

林沛堅

"各同事注意，白車留位！"

當值護士長這一聲高呼，剎那間令附近正忙得不可開交的同事馬上停下腳步。

"石澳道交通意外，有一輛私家車翻側，司機被困。消防員剪開車門後將司機救出，傷者送院時半昏迷，五分鐘後到！"

聽罷我馬上完成手頭的工作，跑到搶救室（俗稱"R 房"）。與此同時，當時負責 R 房的一名駐院急症科醫生（俗稱 R 房 MO）及三名急症室護士亦已各就各位，如臨大敵般準備各種可能需要用到的急救藥物及儀器。

未等所有準備完成，直通 R 房的緊急通道上的警示燈已高高亮着。閘門一開，只見一隊救護員正推着運送傷者的擔架牀，以全速突破由神通廣大的記者組成的鎂光陣，直奔 R 房。

"準備過牀！一，二，三！"我喊道。

合眾人之力，我們一起把那個被救護員牢牢固定在護脊板（Spinal board）上的受傷司機，連人帶板從擔架牀移到急救牀上。甫過牀，護士們馬上為傷者接駁各種監測儀器，剪開傷者的衣服，以便第一時間掌握傷者

嚴重的創傷病人一般都在急症室的搶救室內接受創傷小組的會診和救治。

各項維生指數（Vital signs），如血壓、心率等及傷勢的分佈。R 房 MO 亦即時"手起針落"，為傷者打點滴，順道抽血檢查及提取傷者血液樣本到醫院血庫（Blood bank）配血，以備需要時輸血；護士長則忙於與伴隨傷者到急症室的交通警察核實傷者身分，並進行登記；救護員就一邊交代現場所見情況，一邊報告傷者在送院期間在救護車上所接受的治療。不需任何多餘指令，亦無需任何額外的提點，一切就好像在一級方程式賽事中賽車駛入修理站進行緊急維修一樣，眾人圍着傷者爭分奪秒，務求盡快為傷者進行初步快速評估及穩定傷者的情況。

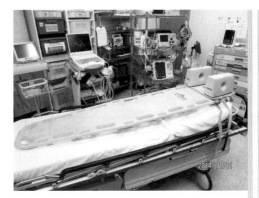

護脊板。

　　初步快速評估（Primary survey）之目的是以數分鐘的時間就五個性命攸關的範疇為傷者進行快速的評估及即時處理。這五個以英語 ABCDE 為字首的範疇，分別為 A 即 Airway，指傷者的氣道；B 即 Breathing，指傷者的呼吸；C 即 Circulation，指傷者的血液循環；D 即 Disability，指傷者神經中樞受損的情況；最後 E 即 Exposure，指良好的檢查視場，代表要將傷者衣服除掉，以使身上所有受傷的地方一目了然。在重傷的情況之中，傷者大都無法自行脫衣，以及由於要避免移動傷者以致脊椎神經受損，一般而言在盡可能得到傷者的同意下，護士們會直接剪

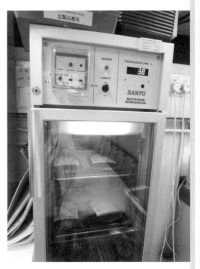

急症室的搶救室平常都儲備有數包 O 型血漿，以備隨時為創傷個案中嚴重出血的病人輸血。

開傷者衣服，以求在最短時間內清楚顯示所有傷勢。這種做法可能會令傷者尷尬，但在緊急關頭，也實在不得已。當然，檢查過後，護士會馬上為傷者穿上病人長袍，以免傷者失溫受凍。

詢問姓名的重要性

"先生，請問你叫甚麼名字？"我問道。

這是一條看似普通不過的問題，其實非常重要，因為傷者能否即時回答，能直接反映其身體幾個關鍵系統的受損情況。首先，一個人必須氣道暢通，才能發聲。其次，傷者腦部運作正常，才能即時正確回答。而腦部運作正常，則顯示其腦部血液循環、供氧及血糖處於一定的穩定水平。再者，確認傷者的正確身分，事關重要，特別在多個傷者同時送院，兵荒馬亂的時候，萬一弄錯傷者身分，後果不堪設想。在創傷的搶救過程之中，是絕不容許多餘的發問。可以說每一個詢問的問題，都經過深思熟慮。

可惜眼前這位傷者已不能正確回答。只見他滿臉血污，頭頸及雙手多處被破裂的擋風玻璃碎片割傷，右大腿明顯變形。此時，身邊的監測儀器噹噹作響，護士隨即報上各項維生指數。

"BP（血壓）160/70 mmHg，pulse（心率）每分鐘 55 下，SpO2（血氧量）95%， GCS 8 分……"

GCS， Glasgow Coma Scale，乃格拉斯哥昏迷指數的簡稱。滿分為 15 分，8 分代表傷者正處於昏迷狀態。

我趕快用手電筒照射傷者的瞳孔，兩側瞳孔大小並不一樣，表示傷者可能腦部在意外中嚴重受創，而出現腦出血（Intracranial haemorrhage），引起頭顱內壓上升（Increased intracranial pressure）而導致腦幹（Brainstem）受壓。腦幹受壓令一邊瞳孔放大，從而出現我們行內人所謂"大細眼"的情況。與此同時，腦幹受壓亦可引起庫欣反射（Cushing reflex），以致傷者血壓上升及心率減慢。從傷者已陷於昏迷的情況判斷，其腦部受創相當嚴重。

傷者的右大腿變形，其右股骨（Femur）骨折機會亦甚高。至於滿身的玻璃碎片割傷，雖然狀甚嚇人，但表面的傷口出血較容易以直接按壓（Direct pressure）及包紮（Bandaging）暫時控制，不至於有生命危險。當然於現階段，從有限的訊息之中，我們不能完全排除傷者有沒有其他隱藏的致命傷如內出血（Internal bleeding）等。但根據已掌握的情況判斷，這名傷者需要多個不同專科的醫生即時參與搶救。

"馬上召喚創傷小組及腦外科醫生！"我向身邊的一名護士發出指令。

創傷小組會診機制

創傷小組（Trauma team）一般由當值日內富有一定經驗的外科醫生、骨科醫生、麻醉科醫生及深切治療部醫生組成。由於經常處於搶救傷者的第一線，急症室醫生自然亦是創傷小組的一份子。召喚創傷小組的目的，就是盡快齊集各相關專科的醫生，為重傷者第一時間診治，因為重傷者所受的創傷，往往超過一個專科可以獨立處理的範圍。以往在未有創傷小組制度時，有時候傷者會被收入其中一個專科病房而延誤了對屬於另一專科的傷勢的處理。這個制度的成立，就是要盡快將相關的各個專科醫生帶到重傷者身邊，從而減少不必要的延誤。根據傷者情況，有時除創傷小組外，我們還需召喚其他專科的醫生到 R 房會診。這名傷者頭部嚴重受創，腦外科醫生的會診當然是必不可少。

但是並不是每個創傷個案都需要召喚創傷小組。事實上每天到急症室求診的受傷個案多不勝數，大部分只屬輕微傷患。動輒啟動創傷小組會診機制，恐怕整間醫院亦不能正常運作。因為在收到創傷召喚（Trauma call）後，被召的醫生必須馬上放下手頭的工作到急症室報到。某程度上來看，這亦會稍為推遲了其他住院病人的診治。所以召喚與不召喚，對急症室的醫生來說，需要非常小心決定。雖然每一間急症醫院都有一套客觀的召喚指引，但實際上，因急症室醫生在短時間內掌握的訊息非常有限，以及傷者的情況可能突然轉變，在巨大的時間壓力下，要做一個正確及快速的決定，其實絕不簡單。

保持氣道暢通

當然，召喚創傷小組並不代表急症室的任務已經完成。相反，我們必須設法穩定傷者的情況，以令傷者有機會接受進一步治療。如前所述，在初部快速評估中，還必須立刻處理可能即時致死的問題。以目前這位傷者來說，A（氣道）的問題最大，因為一個處於昏迷的病人，在平躺時其舌頭有機會因鬆弛而向後壓着氣道，引致即時缺氧窒息（Asphyxia）。頭部受重創，傷者尚可支撐一會，但缺氧窒息可以於數分鐘內致命，亦會對已受重創的腦部產生繼發性的破壞（Secondary damage），所以保持傷者氣道暢通，刻不容緩。

就在我指示要召喚創傷小組的同時，R 房 MO 亦馬上用雙手把傷者的下顎骨推前（Jaw thrust），以免舌頭後壓。而我則快速檢查傷者口腔氣道，以排除任何可能阻塞氣道的外物，如假牙或鬆脫的牙齒等等，並抽走口腔及上氣道內的血液及分泌物，然後放入一個人工咽喉氣道。短短數秒及幾個簡單動作，就打開了傷者的氣道及保持其暫時暢通。但這仍然是不足夠的，我們還必須為傷者插喉，以進一步保護其氣道。

各司其職

在我們準備為傷者插喉時，被召喚的醫生已一一趕到。驟然間傷者四周站着九名來自不同專科的醫生，情況好不熱鬧。簡報了傷者的情況後，眾人馬上各就各位，着手評估及處理與其專科有關的傷勢。

首先，麻醉科醫生接替了我們插喉的工作。由於傷者因頭部受重創而陷於昏迷，我們無法從臨床檢查中將傷者頸部脊椎神經受損的可能性排除。假如在插喉時不小心移動到受損的脊椎神經，可導致傷者四肢癱瘓而永久傷殘，所以在這情況下插喉，醫生要非常小心避免移動傷者的頭頸部位。由於傷者的頭頸必須固定，插喉的困難度及失敗風險亦因而增加不少。雖然急症科醫生亦曾為不少病人插喉，但在整個創傷小組之中，以麻醉科醫生為病人插喉的經驗最多。為了萬無一失，由他們負責最為穩妥。

我小心翼翼地移開傷者頭部兩旁用來固定頭頸的膠墊及索帶，然後鬆開傷者的護頸托（Neck collar），並以雙手固定傷者頸椎成一直線（In-line cervical spine immobilization）。在注射藥物將傷者麻醉及令肌肉鬆弛後，麻醉科醫生成功為傷者插喉。在確定喉管位置正確之後，護士們馬上把喉管固定，並為傷者接駁呼吸機。

在處理傷者氣道後，眾人馬上複查傷者各項維生指數，以確保病人情況維持穩定，以及進行由頭到腳的檢查（Head to toe survey）。這一輪檢查的目的是，要找出其他有可能在初部快速評估之中有所遺漏的傷處，包括傷者的背部損傷。要在固定傷者頭頸脊背的情況下檢查其背部，創傷小組必須合眾人之力，為傷者進行整體側轉（Log roll），將傷者像一塊固定不動的木塊一樣，向一面翻側 90 度以露出背部作檢查。在 Log roll 過程中，醫生須為傷者探肛（Per rectal examination），以檢查肛門括約肌（Anal sphincter）的收縮能力，以評估脊椎神經的反應。若肛門括約肌鬆弛乏力，脊髓神經很有可能因受損而喪失功能。

經一輪臨床及 X 光檢查後，外科醫生認為傷者的胸腔及腹部傷勢不大。我為傷者進行了創傷處理中的 FAST scan（Focused Assessment with Sonography for Trauma）臨床超聲波評估，亦未能發現傷者有腹腔內出血（Haemoperitoneum）或心胞積血（Haemopericardium）的情況。而骨科醫生亦成功地以牽引架（Hare

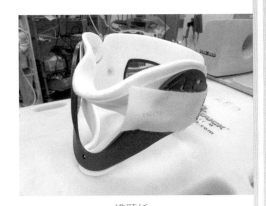

護頸托。

traction splint），將傷者已變形的右大腿拉直，暫時穩固了右大腿股骨的骨折，藉此紓緩由骨折所產生的大腿內部出血。腦外科醫生則主張盡快為病人進行電腦掃描，確定腦部受損的情況，並評估腦外科手術是否合適。最後大家一致同意，先為傷者安排緊急電腦掃描，並預留深切治療部牀位以接收病人。

在眾人護送傷者離開急症室後，急症室的同事終於可以鬆一口氣。在剛剛過去的一小時，就是搶救生命，與死神競賽的黃金一小時（Golden hour）。處理恰當與否，直接影響重傷者的生存率。縱使急症室醫生不能為傷者施以手術或照顧傷者直至完全康復，但在混亂的環境裏，在有限的訊息中，在緊迫的時間內，以最直接有效的急救方法去維持重傷者的性命，並作出最適當的決定，就是急症室對傷者的最大貢獻。

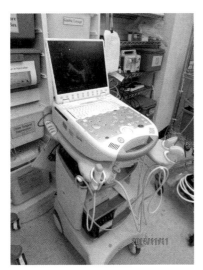

針對胸腔及腹部傷勢的 FAST scan 臨床超聲波評估，是現今創傷處理中必不可缺的一環。

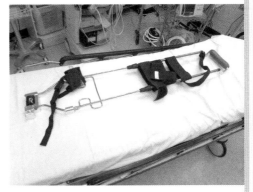

用以矯正及固定大腿股骨骨折的牽引架。

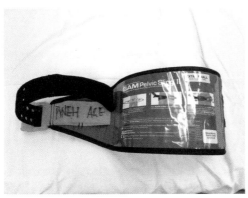

暫時穩固盆骨骨折的護托。

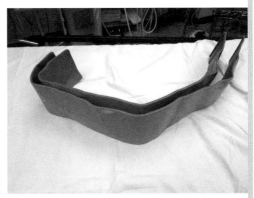

暫時固定骨折的軟金屬托。

嘉禾大廈大火的災難應變

邱靜邢

六年前，大家還興高采烈地談論着奧運馬術是甚麼一回事，死神卻降臨在兩位救火英雄身上。

2008年，我參與了奧運醫療支援隊工作，雖然工作量不至吃力，但時間及精神上的付出還是有的。

8月10日早上，剛到奧運醫療支援隊處打點完畢，當時只是小小護師的我，由於更表安排有困難，要緊接着返回急症室工作，真是有夠累。

火警發生，急症室戒備

甫踏進急症室，病房經理笑着迎面而來："Jane，今日要辛苦你了。IC（當值主管）病了，麻煩妳頂替她的位置。"天呀！滿以為今天只當小腳色，怎料變主角了！我呼一口氣，抖擻一下精神："好吧！"

如常開展一天的工作。先點點人數，看看輪候時間，幸好還不算太長。再安排同事用膳時間，心想如果可以度過平靜的一天，就心滿意足了。

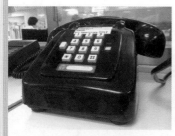

急症室的災難事件專用聯絡電話。

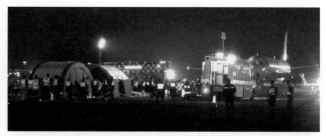

2010年11月香港國際機場撞機意外跨部門災難應變演習情況，以熟悉現場救援的各項細節安排。

"鈴……鈴……鈴……"那懷舊電話鈴聲，一個不常聽，一聽就不安好事的鈴聲。頓時心中一沉，心想，不會吧？

"消防處通知，旺角嘉禾大廈四級火，會有大量傷者，暫時未有確實人數……"

大事不妙！定一定神，經理要出場了！立即透過內線通知她："消防處通知，旺角嘉禾大廈四級火，會有大量傷者，暫時未有確實人數……"一字不漏地說清楚消息。

以往多次大型事故演習，當中有機場事故、生化事故等等，雖然並非全部都有參與，但總算曾參與幾次，如今大派用場了。

"嗶嗶……嗶嗶……嗶嗶……"傳呼機響聲此起彼落，原來急症室幾位經理已經極速到達護士站。傳呼機顯示着"333"這組數字，乃本院災難緊急應變計劃（Disaster Contingency Plan）待命（Standby）的代號。醫院各專科部門在收到這個傳呼代號時，表示需要部署人手，隨時候命調配到急症室來幫忙。

啟動災難緊急應變計劃

對於一所醫院而言，怎樣才稱得上災難？就是當傷者數目遠超過其所屬區域所能負荷的時候。災難大致可分為天然及人為兩種。啟動災難緊急應變計劃的目的，就是希望能夠妥善利用有限資源，令傷者獲得最適當的處理和安排。

醫管局各個聯網中的急症醫院，例如九龍中聯網的伊利沙伯醫院，於災難中的角色除了救急扶危之外，另一非常重要的任務就是派遣緊急醫療隊到災場，為嚴重傷者提供即時救援。另外，由於受影響人士眾多，設立跨部門援助站能一站式地加強應對各界查詢的能力和效率。

談到災難緊急應變措施，離不開四個"C"：

1. Command（指揮）

如之前提到，經理要先出場了。之後陸續亮相的，還有急症室主管、醫院高層等，因為災難情況下需要來自醫院管理層中較高層次人員的指揮。

2. Communication（溝通）

除了使用共同代號來表示災難的程度之外，專人接聽來電、清晰記錄，以及經常作出廣播，都可以加強各方溝通。

"各位輪候病人請留意，本急症室將會啟動災難緊急應變措施處理大量傷者，輪候時間將會相應延長，請各位耐心等待，如有需要或情況轉差者，可通知當值醫護人員。"輪候病人要知道。

"各位同事請注意，消防處通知，旺角嘉禾大廈四級火，會有大量傷者，請各位同事準備。"醫護同事更加要知道。

3. Coordination（協調）

除了成立跨部門援助站協調院外各大部門如消防處、警務處、民政處等等外，院內各部門也需要協調，以調動資源，才能令傷者得到妥善處理。

例如要準備些甚麼呢？雖然説是火災，十居其九都是吸入濃煙的傷害，最直接而有效的當然是氧氣治療，而且需求量很大，需要立即命人到氧氣倉，提取足夠的氧氣瓶備用。此外，當然還少不了治療燒傷、急救等用品。

4. Control（控制）

人數多，自然容易造成混亂，維持秩序的工作往往需要保安部同事幫忙。於大型事故中，病人登記可算是相當考功夫的一環。許多能逃出生天的傷者，被送到急症室時往往都是"身無長物"的，即連身分證都欠奉。這時候，雖然着急，但是名字務必要準確地記下，好讓失散了的家人或朋友可以透過各大醫院的電腦系統查詢得到。假如遇上外籍人士，姓氏和名字還得弄清楚，否則或會混淆了病人的身分，導致後續一連串醫療上的錯誤。

談到控制，我們也不忘控制傷者及其親友的情緒。

消防員返魂乏術

DOM（部門運作經理）利用揚聲器廣播：“各位同事請注意，消防處通知，旺角嘉禾大廈大火現已升為五級。”

陸續有傷者送到，大部分吸入濃煙，整個急症室頓時瀰漫着濃烈的炭燒氣味。

未幾，DOM 神色凝重地對我説：“現場發現兩名消防員昏迷，其中一位會送到這裏，要小心處理。”

腦海忽然空白一片，眼前的混亂彷彿都擦身而過。

“以現時傷者人數，我們都可以應付，倒不如你全程負責消防員的搶救吧。”DOM 説。

説時遲、那時快，急促的救護車聲已經到達緊急通道，似乎要直衝急症室的模樣。

“師兄，甚麼情況？”

“師兄”氣喘如牛地答道：“現場……發現時已經……已經昏迷……14……15……bag……”

救護車同事由現場到急症室一直不停為同袍做心外壓（CPR）。由於時間關係，受重傷的消防員已經迅速地過牀，轉用機動心外壓機進行急救。插喉，強心針早已準備就緒，急救團隊七手八腳，各就各位盡力做好自己崗位的工作。情緒突然變得非常高漲，呼喚聲此起彼落，目的只有一個——搶救。

可惜，現實是殘酷的，儘管有高漲的情緒，有專業的團隊，那消防員的手，最終都是拉不牢。他，絕塵而去……

“我善後可以了，外面傷者多，你們都到外面幫忙吧。”

　　眾人的臉上一片茫然，默默地離開急救房，繼續拼搏。雖然大家都沒說半句，心中的沉重卻顯露無遺。

　　甫打開急救房門，進來的是消防福利官："家人陸續會到達，人數比較多。"

　　"那麼需要安排另一個地方安頓一下家屬。"幸好當天是星期天，沒有急症科覆診，覆診室立即變成"善別室"。

　　為怕時間拖得太久，匆匆為消防員清潔臉龐，合上半開的雙眼，理好已經因為急救而剪破的制服後，便由保安員開路，出發到"善別室"。

面對死者家屬

　　最不想經歷的一幕，終於要面對了。有失去兒子的、有失去至愛的、有失去出生入死好兄弟的，一擁而上，呼天搶地，場面頓時失控，差點連殉職消防員都被推倒在地。連平日鐵石心腸的我，都不禁鼻酸。一時之間，全院的"關懷"組織如臨床心理學家、社工，都不約而同地在"善別室"發揮作用。

　　這邊廂有人嚎啕大哭，那邊廂有人怒罵天妒英才，暗角裏有人不支倒地，激動程度一時無兩。正感到無從入手之際，赫然發現一位年邁的母親眼神堅定，靠着拐杖，站在牀邊，輕撫消防員的前額，柔聲道："我的兒子是位大英雄，我們應該感到驕傲，而不應該感到悲傷，安心走吧！"口中說不用悲傷，眼淚已經不自覺地奪眶而出。

　　雖然有點不忍，但眼見這位"精神領袖"絕對可以控制場面，唯有硬着頭皮地懇請她："可否請你對大家大聲再說一遍剛才的一番話？"

　　她眼神閃過一絲詫異，但卻隨即領會，聲如洪鐘地說："全部不用哭，我的兒子是位大英雄，我們應該感到驕傲，而不應該感到悲傷，全部不用哭。"

　　一如所料，高漲的情緒即時降溫。一陣沉默之後，有"關懷組織"附和："不錯，激動不能夠挽回事實，大家不妨冷靜一點，談一談他的往事。"

好提議，沒有比這方法更能抒發情緒。於是，大家都三言兩語地談起來，氣氛亦緩和了不少。有時，真的不能看輕"精神領袖"的威力，她的一言，比我們無的放矢的百句來得到位。

隨後的程序，就是署理行政長官和消防處長到訪，慰問死者家屬。氣氛雖然沉痛，但不至於失控。逐一見過最後一面，説過心底話後，親朋戚友都安靜地離去。消防員的身影，亦隨着"黑箱車"，慢慢向着另一目的地進發。

幸而，最終無需要啟動災難應變措施，所有傷者由各大急症室合作處理，事件大約於下午六時左右宣佈解除戒備。

"咕……咕咕……"是甚麼聲音？原來大家大半天都沒有吃過半點東西。感動的是，所有同事都通力合作，雖然疲累，卻沒有半句怨言。重新安排各同事用膳及稍為休息，隨着最後一位傷者離開，急症室終於回復正常運作，而大家亦準備下班。着實太累了！原本安排了下班後再到奧運醫療支援隊打點，最後還是放棄了這念頭。

夜闌人靜時，腦海中仍不斷浮現着消防員的身影。明天，會否又是另一場突發事故、生離死別的一天？

後記

2008 年 8 月 10 日旺角嘉禾大廈發生五級大火，造成 4 死 55 人傷，其中包括 2 名殉職的消防員。是繼 1996 年嘉利大廈大火意外後的五級火警。伊利沙伯醫院在此案中合共處理了 20 名死傷者。同年為香港首次協辦奧運馬術項目。

2012 年 10 月南丫海難後，以傳呼機作災難緊急應變安排的代號，由原來只有"333"（Standby 待命），演變為"0333"（Notification 通知）及"1333"（Standby 待命），令各單位能更早知悉有事故發生，並有更充裕的時間作出準備。

從明星隕落看服毒自殺

劉飛龍

在香港，一直以來跳樓和上吊都高據自殺死亡方式的第一、第二位。這兩種傳統的自殺方法，很多人覺得死狀恐怖，臨死時也很辛苦，要下很大的決心，死亡率也較高。相對服毒自殺，則較為簡單，很多人一時想不開，隨手拿起身邊的東西，無論是平時自己服用的止痛藥或母親的血壓藥，以至廚房裏的洗潔精，都可以用上，所以採用的人不少。可幸的是，這些病人送院搶救後，大部分都可以無恙出院。

"與時並進" 的服毒自殺方法

60 年代：煤氣自殺

邵氏的一代影后林黛，在 1964 年失意時選擇打開煤氣掣自殺。那時有點家財的人，家中都用煤氣，而煤氣自殺也一度成為時尚的自殺方式。煤氣自殺的 "壞" 處是容易因它那特殊的氣味而被及時發現救治。另外，室內充滿煤氣遇上火種可引致爆炸，容易傷及無辜。

70 年代：服食過量安眠藥

粵語片有 "銀壇玉女" 之稱的林鳳，成名後平時有吃安眠藥的習慣。1976 年某夜與丈夫大吵一頓後，翌日被發現服安眠藥自殺身亡。那個年代的安眠藥大部分是巴比妥（Barbiturates），藥力強大，但服用過量時危險性也很高。相對來說，現今藥房買到的安眠藥比較安全，過量服食也不容易自殺成功。

80 年代：飲滴露

網上盛傳，周潤發於 1982 年因感情問題曾飲下洗潔精或滴露（Dettol）自殺。洗潔精的毒性很低，但飲用滴露自殺在 80 年代卻是其中一種最流行的自殺方式。香港救治滴露自殺的經驗，也因此是世界上數一數二的。

90 年代：服食過量精神科藥物

香港歌壇巨人陳百強在 1992 年被發現在家中昏迷不醒，送院多週後不治，院方相信他是服食過量藥物，加上用酒送藥引致的。服食精神科藥物，特別是抗抑鬱劑（Antidepressants），在那年代，也是一種常見的自殺方式。

90 年代：吸入過量一氧化碳

金球獎得獎女星荷爾芭莉（Halle Berry），在 1997 年失意時曾在汽車車廂內，利用由一氧化碳（Carbon monoxide）為主的汽車廢氣自殺，自殺不遂後發奮從影並榮登影后寶座。不知有沒有關連，香港第一宗一氧化碳自殺案例就在 1998 年發生，但方法卻改為在密室燒炭（Charcoal burning）。這種方法不久便被本地傳媒渲染為一種死得比較舒服的方法，很快便成為香港最流行的自殺方式之一。後來，這風氣更傳到澳門、台灣甚至中國內地，近幾年才在香港慢慢減少。

不斷改進救治服毒方法

回想 30 年前，所有自殺中毒病人到了急症室，我們一定會為他／她

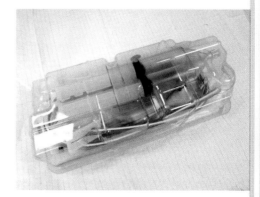

洗胃時使用的套裝工具。

洗胃（Gastric lavage）。所謂洗胃那時也沒有統一的方法，比較正確的是，插一條軟管入胃部，不斷灌入清水，把胃裏的毒物抽洗出來；也有叫病人不斷喝水，直至嘔吐的不正確洗胃方式。但無論使用哪一種方法洗胃，清醒的病人都必定很辛苦，而洗胃亦有一定的危險性。不少自殺個案本來並非致命，但洗胃引至的吸入性肺炎（Aspiration pneumonia）併發症，最後卻引致病人死亡。另一方面，很多時候病人獲救出院後，會訴說怕了洗胃的痛苦過程，以後不敢再服毒自殺。

在二十世紀後期，醫學界發現活性碳（Activated charcoal）可以在胃裏吸附（Adsorb）有毒物質，這不啻是臨床治理中毒病症的重要革新。要知道洗胃必須在中毒一小時內進行，才可發揮最大功效。相對而言，活性碳卻能在中毒後二小時或更長時間，仍可顯著減低腸胃吸收毒物的份量，況且活性碳可供病人直接吞服，簡單安全。所以香港在近十多年，大部分中毒洗胃的個案已由活性碳替代。有個別不能為活性碳所吸附的毒物，例如鐵丸（Iron tablet），則提倡用全腸胃道灌洗（Whole bowel irrigation）方法排毒，病人需每小時飲用一公升的生理液體，務求把毒物從腸胃中盡快沖洗出去，由大便排出體外。

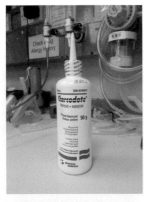

口服活性碳是清除腸道污染最常用、最有效的方法。

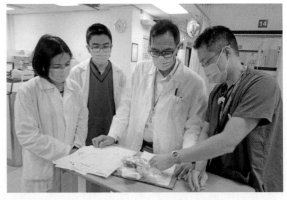

本文作者（右二）正巡查在基督教聯合醫院急症科專科病房留醫的中毒患者。

但即使有先進的救治方法，也只能解決部分問題。因為毒理學的第一條金科玉律是"凡物都有毒"，問題在於病人所吃的份量是否足以令人中毒，而中毒太深甚至會致命。世上物種何其多，急症科醫生在碰到中毒病人時，沒有可能知道病人服下的是否毒物，而其服食分量是否引致中毒甚或致命也是難以預測，所以很難對症下藥，例如決定洗胃還是用活性碳會比較合適。

成立香港中毒諮詢中心

在我們一班香港臨床毒理學會的醫生共同推動下，香港特別行政區政府在 2005 年 7 月，於基督教聯合醫院的急症部，成立香港中毒諮詢中心 (Hong Kong Poison Information Centre, HKPIC)，我更有幸成為中心第一位總監，直到如今。在過去 10 年內，中心每天 24 小時提供中毒資訊及救治方法，給予所有經電話查詢有關救治中毒病症的醫護人員。為幫助醫護人員更有效救治中毒病人，中心更提供不同程度的毒理學培訓，成功舉辦臨床毒理學認可文憑及其他課程。在

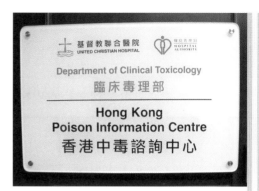

香港中毒諮詢中心的門牌。

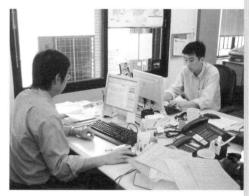

香港中毒諮詢中心的中毒資訊及救治方法電話查詢。

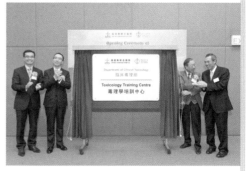

2010 年臨床毒理學培訓中心的成立典禮。

2010 年，中心更成立臨床毒理學培訓中心（Toxicology Training Centre），積極培訓香港、中國內地甚至亞洲各地的醫護人員救治中毒病人的專業知識。

　　香港中毒諮詢中心的成立，有助急症室醫生救治中毒病人，但正如所有疾病一樣，最好的治療還是預防於未然。在這方面，中心在不同場合積極推動教育市民如何防止中毒，例如妥善收藏藥物及有毒家居用品，以防小孩及老人誤服；不要混合漂白水與潔廁液來清潔家居，以防產生及吸進有毒的氯氣（Chlorine gas）。

自殺後遺影響一生

　　另外，我們懇請傳媒不要為推高銷量，而渲染中毒自殺個案。像燒炭自殺的最初幾個個案，被大肆吹捧為最“舒服有效”的自殺方式後，相近的死亡個案便大大增加至每年二百多人，而這風氣一直流傳到澳門、台灣甚至中國內地。即使現時香港開始流行另一種新的自殺方法，慢慢取代燒炭自殺，我也決定不在此說明。其實，燒炭自殺看似“舒服”，但我們見到很多“成功”被救回性命的燒炭者，腦部缺氧造成長遠的後遺症，記憶力衰退，行動不便，很多人不能重返以前的工作崗位，所以奉勸社會大眾切勿嘗試。

　　最後，想借用周潤發的成功例子，激發正處於人生低潮的人。如網上的所言屬實，發哥為情在一時衝動下曾經服毒自殺，有幸急症室醫生搶救及時，康復後重新振作，發奮在演藝事業一展所長，從最初的“票房毒藥”一躍成為賣座保證，更屢獲影帝殊榮。如果當年他真的“成功”死去，香港便少了一位備受香港人尊崇及引以為榮的影壇大哥大。所以在此奉勸每位於逆境掙扎的港人，只要發奮圖強，眼前的逆境很快便會過去，前面就是一片光芒的康莊大道，等着你去一展所長。

濫藥問題："喪屍"襲醫院

徐錫漢

假期後的清早，剛踏入部門，還來不及和同事打招呼，資深護師（護士長的新稱謂）已急不及待向我報告，有一位三十多歲的外籍男性，疑受危害精神的毒品影響，精神錯亂，在街上大肆破壞，於深夜被送到急症室後，一直被約束在危重病專區觀察及接受治療。當值急症科醫生已經為他注射了一定劑量的鎮靜劑，病人情緒已較前平靜，然而很特別的是，這病人不時會像野獸般"大爆發"，瘋狂掙扎和吼叫。護士們形容他儼如一隻"喪屍"，急症室整夜的安寧，都被他破壞了。

同事們的不安，我十分理解，而且我對這個案例很感興趣，於是立即去看看病人，詳細了解，希望能提供一個更佳的治療方案。

救治中毒喪屍的首要策略

根據負責收症的醫生記錄，病人被送進來的時候，被鎖上手扣、綁在擔架牀上，他極力掙扎，大吵大鬧。可以想像警察和救護員在制服病人時曾經遇到多大的困難！負責的醫生做了一個明智的決定，立即替他注射鎮靜劑，而沒有因循地跟從一般醫生診症的步驟，先問症，後檢查，再處方治療；要是這樣做，可能會對接觸病人的醫護人員帶來危險。幸好急症科醫生和護士處理不同的突發狀況時，一般都

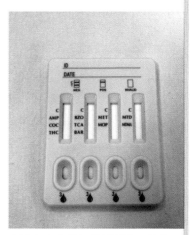

本港急症室使用的試劑盒，能在 3 分鐘內對懷疑濫藥人士所提供的尿液樣本進行快速測試，可以檢測出 10 種常被濫用的藥物。

比較靈活和有彈性。

　　一針的鎮靜劑為醫生護士帶來了短暫的工作空間，去搜集有關病歷，替病人做一個簡單而聚焦的身體檢查。通常這類病人在藥物的影響下都不能、或不會提供可靠的病史，可幸現今科技進步，所有公立醫院的病歷已經透過內部電腦系統互通。只要有病人的身分證號碼，醫生便可以知悉病人以往住院、門診或急症室求診的記錄。至於病人這次究竟發生了甚麼事情，急症科醫生便需要像偵探一樣，從家人、救護員甚至警察等多方面去索取資料，加上綜合臨床身體檢查的結果，從而得出一個初步的診斷，並安排適當的跟進檢查及給予適切治療。

中毒症候羣的表徵

　　回說我們這位病人，雖然在電腦裏找不着他以往因濫用藥物而求診的記錄，可是實際上濫藥人士除非遇到併發症，一般不會主動尋求協助。然而這病人當時出現了以下的身體表徵，包括血壓上升（Hypertension）、脈搏加快（Tachycardia）、瞳孔擴大（Mydriasis）、體溫上升（Fever）及皮膚出汗（Sweating），是典型的擬交感神經中毒症候羣（Sympathomimetic toxidrome），這一刻答案已經呼之欲出，病人是因為服用了過量中樞神經興奮劑（CNS stimulants）而中毒。

　　擬交感神經（Sympathetic nervous system）、中毒症候羣（Toxidrome）和中樞神經興奮劑聽起來好像很深奧，其實是臨床毒理學中的 ABC。對一般人來說，只要稍加解釋，也不難理解。"中毒症候羣"這名稱源自美國，用以形容不同類別的藥物中毒所引致的獨特身體徵狀。雖然現今被濫用的藥物五花八門，但在過量服用的情況下，對身體的傷害及引發的徵狀，卻可歸納為不出十類的"症候羣"。醫生只要能夠在病人身上辨別出某一種中毒症候羣，已可即時對症下藥，未必需要完全掌握該藥物的詳細資料。

　　舉例說，鴉片類毒品（Opioids）是中樞神經抑制劑（CNS depressants），中毒後會引至昏迷、瞳孔收縮、呼吸微弱、血壓下降及心跳減慢等徵狀。而能夠導致這種鴉片類藥物中毒症候羣（Opioid toxidrome）的元兇卻可以很多，例如海洛英（Heroin）、美沙酮（Methadone）、某些咳藥水和止痛藥等。至於我們那個外籍病人，他的表現卻是另一極端，基本上是保持在一個極度亢奮的狀態，就像一個已準備好上戰場攻擊的戰士。我們叫這種表現為擬交感神經中毒症候羣，而背後的元兇，就是過量的冰毒（Methamphetamine）、可卡因（Cocaine）、安非他命（Amphetamine）或搖頭丸（MDMA）等中樞神經興奮劑。

雖然在這刻對病人的診斷已成竹在胸，但一位謹慎的急症科醫生仍會小心翼翼，積極考慮並排除其他可引致類似病況的可能性，例如中央神經系統感染、腦部出血、嚴重內分泌失調等。否則，錯誤斷症，後果可以非常嚴重！

治療的三大要點

替病人打了肌肉注射的鎮靜劑後，主診醫生把握機會，短時間內為病人接種了靜脈插管。有了這條管子，醫護人員便可以給予靜脈輸液和注射藥物，為病人提供更精準的治療。要治好這類病人，須注重三大要點：第一，提供足夠的支援治療，例如充足的靜脈輸液，以補充病人在亢奮狀態下流失的水分，病人也會有體溫過高的危險，必要時要積極為病人降溫。第二，要好好"約束"病人。第三，要定時監察病人的情況，判斷病情是好轉還是惡化，還要留意有沒有併發症（Complications）的出現。

以上三大要訣，原來第二點的"好好約束病人"最考功夫。當然，

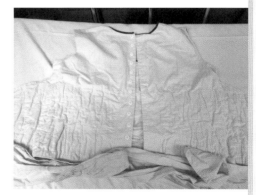

用以短暫制服情緒或行為失控病人的約束衣。

醫護人員會替病人穿上約束衣（Restrainer），控制他的活動能力，防止他傷害自己和他人。有時遇上不明就裡的家人投訴這種做法時，醫生護士也會耐心地盡力向他們解釋。但把病人束縛起來不等於解決了問題，病人在中樞神經興奮劑影響下還是會不斷掙扎、高聲吼叫，甚至變得力大無窮，曾經有位病人將約束衣縛住的病牀整張抬起來行走！

　　在以往急症專科還未發展完善的時候，對使用鎮靜劑“約束”病人的認知不足，使這類病人往往穿上約束衣後便被送入內科病房，由缺乏經驗的初級醫生處理。結果除了帶給病房極大的麻煩外，病人由於過度掙扎，亦會出現一連串的併發症，包括身體創傷如骨折、血壓過高、腦出血、肌肉溶解（Rhabdomyolysis）、體溫過高（Hyperthermia）、多個器官衰竭（Multiple organ failure）甚至死亡。現在大部分急症科的醫護人員，都已經接受了一定程度的臨床毒理培訓，並主動承擔了處理這類病人的責任。上述的不幸情況已甚少發生，對病人、對醫院都是一件好事。

鎮靜劑劑量的考量

　　回說我們這名外籍病人，當值急症科醫生已根據以上三大要訣替他救治，包括重複注射了鎮靜劑，奈何仍未能達至理想的治療效果。

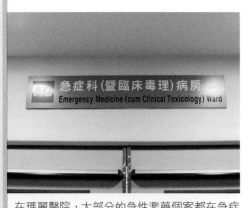

在瑪麗醫院，大部分的急性濫藥個案都在急症科（暨臨床毒理）病房進行觀察和治理的。

這時我這個臨床毒理科（Clinical toxicology，一個急症科的亞專科）醫生的知識和經驗，便可大派用場了。我仔細地檢視了他的病歷、化驗報告、進展和身體狀況，決定給予他超高劑量的鎮靜劑靜脈灌注，這是一個不容易卻重要的決定。給予鎮靜劑並非全無風險，若是過量可導致病人呼吸困難、氣道受阻、血壓下降甚至死亡，因此一般醫生都不敢使用高於建議的劑量。但中毒的情況則比較特殊，病人攝取的毒素可以沒有上限，若要化解毒性，臨床毒理科醫生便要用超高劑量的鎮靜劑，作為解藥（Antidote）去化解，也可算是"以毒攻毒"吧。這名病人最後由急症室轉往急症科（暨臨床毒理）病房，接受緊密的觀察及細心的治療，最後穩定下來。一天之後，毒性消退，病人清醒過來，終於承認自己吸食了過量的冰毒。

注意新興毒品潮流

臨床毒理科醫生除了處理中毒的個案外，亦會留心監察各種新興毒品的流入。這個病人如"喪屍"的表現，曾引起我的懷疑，是否一種名叫"喪屍浴鹽"（Bath salt）的新興毒品已悄悄流入本港。中毒的病人除了出現既有的症候羣外，還會像"喪屍"一般張口咬人，非常恐怖。可幸，得到醫管局設於瑪嘉烈醫院的毒理參考實驗室（Toxicology Reference Laboratory）之協助，對病人尿液進行全面測試，最終證實了只是一個冰毒的濫藥個案，並排除了服用"浴鹽"的可能性。

本地被濫用的危害精神毒品五花八門，現今最流行的首推俗稱"K仔"的麻醉藥氯胺酮（Ketamine），但濫用中樞神經興奮劑類藥物的個案也有上升趨勢，這當中包括冰毒、可卡因、安非他命和搖頭丸等。這類藥物會帶給濫藥人士短暫的興奮和快感，卻會令其身體受到急性、慢性甚至永久的傷害。剛才描述的外籍病人是一個急性中毒的個案，也有個案在藥物的影響下產生幻覺（Hallucination），喪失自我控制能力下做出傷人、跳樓，甚至"自宮"的危險行為。較為普遍的情況是，病人感到皮膚下或口腔裏有爬蟲在蠕動，因而自己用利器去"清除"牠們，造成"冰瘡"。

長期濫藥，最終會導致永久的生理和心理傷害，引發精神病。因此大家應引以為鑒，對所有毒品敬而遠之。

生化危機

陳德勝

生化危險品（HazMat），究竟是甚麼？簡單來説，所有能造成包括化學、生物、輻射及核能意外，並且對人類、動物、植物及周邊環境造成一定傷亡及破壞的物品，皆統稱為生化危險品。生化危險品的專業術語隨着時間的推移不斷變化，由最初的 ABC（Atomic, Biological, Radiological），和 RBC（Radiological, Biological, Chemical），演變到現在的標準簡化術語——CBRN（Chemical, Biological, Radiological, Nuclear）。

很多人認為生化危險事故與我們的生活很遙遠，影響不大。不過隨着社會的進步，生化危險品的意外與日俱增。從化工廠的落成投產，到不同類型的實驗室、泳池、食水淨化廠的建立，及至運送危險品的車輛在公路上隨處可見，均在在昭示着我們不能對危險品的意外掉以輕心。大家或都聽聞印度的工廠曾經發生化學危險品意外，造成很多人傷亡。隨着極端恐怖分子在全球的不同角落不斷滲透，使用生化危險品的恐怖襲擊也時有發生。

香港首宗大型化學品洩漏

本港的第一次大型化學品洩漏意外，則可追溯到 1997 年 12 月在金山郊野公園發生的事件。當時一輛運載山埃化學品的貨車發生意外翻側，二百公斤的山埃化學品散佈在水塘範圍之內。慶幸當時消防員沒有用水沖洗翻倒的山埃化學品，否則後果就不堪設想了。由於山埃鹽遇水便會分解成含劇毒的氣體，吸入人體後能夠在數分鐘內致命。金山郊野公園有很多猴子棲息、活動，全賴消防員以正確方法處理這次生化危機，事後沒有一頭猴子死亡。因為這宗事故，當時的政府亦曾在立法會展開討論，如何管制本港境內危險化學品的存放及運送問題。

生化事故的守門員

本港一旦發生生化危險事故，各公立醫院急症室便是首當其衝接收大量傷者的醫療部門，理所當然承擔起最主要的搶救任務，而大埔那打素醫院就是本港急症室發展生化危機的應變計劃的先行者。回顧歷史，1997 年，那打素醫院急症室開始在大埔區正式運作。在新的社區開展服務，必須做好環境評估，查證該地區存在甚麼風險，然後制定適當的風險應變措施。一旦發生意外，才不至手足無措。當時大埔區有一個工業邨，邨內經常有運送危險品的車輛出入。除了工業邨，還有存放各種危險品的中文大學化驗室，大大增加了發生生化危險品意外的機會。身為那打素醫院急症室的部門主管，我便決定着手這方面發展。

不過，當時我們對生化危險品的知識非常有限，即使透過互聯網搜尋，所獲得的資料也不多。正當我們一籌莫展之際，碰巧香港警隊正計劃開展生化危機反恐應變訓練，挑選合適的警務人員參加由美軍主辦的生化危機襲擊課程。由於我是香港警隊的醫學顧問，所以有機會參與是次課程。這個課程以視像會議形式進行，需要連續兩星期於每晚深夜十二時至凌晨五時之間到警察總部，透過視像會議聆聽美軍專家講解生化襲擊的資料，然後轉用顯淺的文字翻譯給本地的警員，務求讓他們清楚明白內容。事有湊巧，剛剛完成課程的第二年，美國便發生九一一恐怖襲擊，我便機緣巧合地成為本港其中一位生化專家。

加強生化事故的培訓與措施

香港醫管局在美國發生九一一襲擊之後，鑒於在東京發生的沙林毒氣事件，令很多當地急症室醫護人員中毒受傷，於是增撥資源發展生化危機應變措施，包括舉辦培訓課程、購買保護衣物（Personal Protective

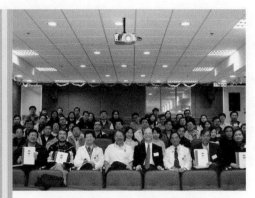

高級生化危險品生命支援術課程。

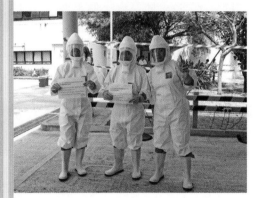

醫院管理局生化事故的個人保護衣物。

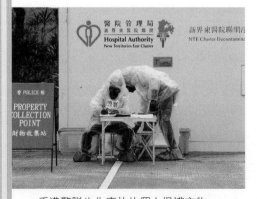

香港警隊生化事故的個人保護衣物。

Equipment, PPE）及淨化除污（Decontamination）的設施。當時我們的知識十分有限，便邀請美國亞利桑那大學（University of Arizona）的教授來香港主辦高級生化危險品生命支援術課程（Advanced HazMat Life Support, AHLS），藉此增加我們對生化危機的認識。這個課程非常實用，自此之後我們便每年舉辦此課程，香港亦因此成為全世界第14區 AHLS 訓練中心。

當時我們考慮到一個實際問題。保護衣物以其保護程度分為四個不同的級別，由 A 級至 D 級。A 級擁有最高防護能力，而 D 級的保護力則最低。究竟香港急症室應該採用哪一類型的保護衣物呢？為了解答這個問題，我便帶領十多位醫護人員到新加坡的民防部隊（Civil Defence Force），了解不同保護衣物的特性。結果顯示，我們穿上 A 級的保護衣物，雖然能獲得最佳的防護，但整套裝備太笨重，難以進行大部分的醫療程序，更無法拯救病人。於是我們便決定採用防護力適合醫院環境，而且較輕便的 C 級保護衣物，作為醫管局轄下所有急症室應付生化危險事故的標準配備。還有一件有趣的事情是，香港警隊採用的個人保護衣物都是透明的。原因是在進行生化危機應變措施時，所有受污染的傷者都要脫去身上的衣服財物，交給警員暫時保管，才可以去沖洗身體。透明的保護衣物能令所有傷者知道，替他們暫管財物的人是穿着制服的警員，不用擔心財物被偷去了。

鑒於東京沙林毒氣事件的經驗，很多受污染的傷者都會自行到急症室求診，香港政府制訂了一條明確的法例，以免受污染的傷者污染急症室而需關閉，繼而癱瘓該區急症服務。按規定，每一所本地急症室都必須裝設淨化除污的沖洗設備，務求為所有生化危險事故中受污染的病人徹底沖洗後，才讓身體表面不帶任何污染物的傷者，進入急症室內進行診治。

另外，以前香港消防處的淨化除污設備非常簡陋，只是把數輛消防車平排放在一起，在車與車之間的上方蓋上帆布，便成為一個簡易的臨時沖洗設備，但是經過奧運馬術和東亞運動會後，他們的設備經過升級換代，已經達到世界級水準。

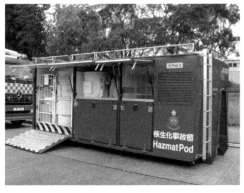

香港消防處生化核事故裝備。

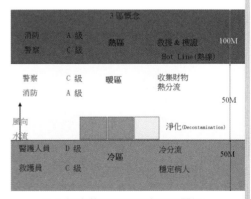

生化核事故現場應急處理區圖解。

事故現場分區處理

　　如果香港發生生化意外，警員會第一時間到達現場，進行封鎖，並將現場劃分為三區：熱區、暖區、冷區。簡單來說，熱區是發生意外地點，是非常危險的區域。暖區是替受污染的病人收集財物及淨化除污的區域。當病人清洗後，他們便會進入冷區，冷區是災難現場的醫療站，負責分流及治理傷者。現場的消防員會按當時的風向、水流、地勢高低來決定三區的確切設立位置。一般而言，冷區必定設立在熱區的上風位和河流的上游，以確保冷區內的空氣和水流是清潔的，這樣才可以保證在災難現場醫療站內值勤的拯救人員的生命安全，不受危險品的威脅。

　　或許有人會問，醫護人員能夠進入熱區拯救被污染的傷者嗎？答案是否定的。因為醫護人員配備的 C 級保護衣物的保護能力非常有限，他們只能留在冷區工作。我們曾經進行一個實驗，讓穿着 C 級保護衣物的人員進入一個 $10 \times 10 \times 10$ 立方米、含有高度刺激性催淚氣體的試煙室，結果他們十分鐘也抵受不了便被嗆得跑出試煙室。我們的結論是，穿着 C 級保護衣物人員只能夠在戶外低污染的環境工作，那就是冷區。

　　根據保安科的資料，香港是一個相當安全的地方。不過，香港亦是一個國際大都市，經常舉辦不同類型的國際大型活動，例如 2005 年世界貿易組織第六屆部長級會議、2008 年奧運馬術比賽、2009 年東亞運動會等等。每一次大型活動的安排，籌辦者都必須非常謹慎，不能掉以輕心，以確保所有活動能夠安全及順利地進行，而災難應變及生化危機的準備是當中非常重要的一環。在執行措施時，醫護人員不能獨善其身，因為我們要依賴包括消防員、救護員、警察及有關紀律部隊在內的所有災難應變計劃持份者的通力合作，才能成事。

沙士百日：沒有硝煙的戰爭

黃大偉

2009 年 5 月 1 日，香港政府宣佈關閉灣仔維景酒店，並隔離在內的員工和旅客 7 天。當時政府引用了《預防及控制疾病條例》，強制隔離可能已受感染的人士。事緣那天，香港大學的實驗室確診了香港、也是亞洲首例人類豬流感患者。該名墨西哥旅客剛從上海抵港一天，因喉痛、咳嗽到附近的律敦治醫院急症室診治，在留院後證實染上豬流感。

律敦治醫院急症室的醫護人員如此機警，把第一例輸入個案逮到，保住了本港的第一條防線，卻不單單是運氣好。經過 2003 年沙士 (SARS) 一役，本地的急症室從分流開始，便已有一套計劃，應對可能有傳染病的病人。

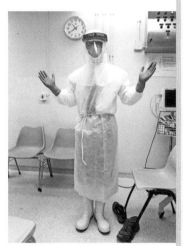

遇到疫症蔓延時，急症室醫護人員穿着的全套個人保護衣物。

"也許我倒下，將不再起來"

2003 年的沙士，對全港市民，當然也包括醫護人員，是不堪回首的艱難歲月。2003 年的沙士，染病人數有 1755 人，其中 386 位是醫護人員。299 位去世的病人中，也有 8 位屬醫護界的。

那一年的 3 月 11 至 13 日，香港急症科醫

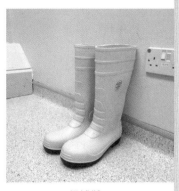

保護靴。

學院在沙田威爾斯親王醫院與愛丁堡皇家外科學院合辦急症科專科考試。不幸地，當時威爾斯的 8A 病房正爆發不明原因的熱病，不少醫護人員中招倒下。這樣，急症科就不知不覺地和沙士遇上了。沙士對本地醫療體系衝擊的巨大是前所未有的。3 月 19 日，威爾斯醫院的急症室宣佈關門，這是有史以來本地第一次有急症室被迫停止運作。在沙士百日期間，其他急症室，如瑪嘉烈、那打素和聯合，都曾全面或局部暫停服務。沙士的威力，可見一斑。

沙士最令人不安的是醫護人員的傷亡。在 3 月的第一波中，已有威院的急症醫護中招入院，及後其他醫院的急症室亦有染病個案，幸好都能安然渡過。聯合醫院急症科的林建羣醫生剛好遇上了淘大花園爆發沙士的一役。3 月 25 日晚上，他發現兩個患上肺炎的家庭都住在淘大花園 E 座，於是馬上報告上級情況嚴重。

第二天下午，各大電台、電視台紛紛報道淘大 E 座的疫潮。忽然間，來急症室的病人恍如排山倒海，達到 905 人。

林建羣請纓到有獨立通風系統的"生化房"，專門為發燒病人診治。一口氣看了二十來個病人，其中不少有肺炎。

"病人一聽到是肺炎，便好像聽到裁決書"似的，感到害怕慌張！這時候病人絕對信賴醫生，更加尊重醫護人員。此情此景提醒我要盡醫生的責任去救死扶傷……想到自身的安危，想到家人的健康，我在回家途中思潮起伏，哼起《血染的風采》的歌詞來："也許我告別，將不會回來……"[1]

沙士的教訓

沙士為整個醫療體系敲起了警鐘。正當我們以為傳染病如天花、白喉已離我們遠去，不足為患的時候，新的傳染病卻會出奇不意突擊。在全力對付癌症和心臟病的同時，我們也不能忘記對傳染病的防備。

---

[1] 黃岐、阮嘉毅：《沒有硝煙的戰爭》（香港：明窗出版社，2003 年）。

沙士之後，政府成立了衛生防護中心，作為統籌部門。瑪嘉烈醫院也加建了傳染病大樓，作為對付傳染病的前哨，急症室當然也汲取了應有的教訓。首先是改進硬件。沙士後的急症室加設了有負壓（Negative pressure）的隔離室，避免病原體經空氣外逸。必要時，搶救室也可封閉和變成負壓。疑似患者若要拍 X 光，也可以分流到臨時 X 光室，避免與其他病人交叉感染。當然，儲備防護衣物和穿戴保護衣物的房間也不可少，萬一受到污染，就近的沖洗設施也是需要的。

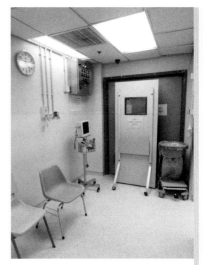

負壓室透過獨立的抽風系統將室內的空氣抽到室外，令房內空氣變成單向流動，減少病毒散播的機會。

硬件雖然重要，也需軟件配合才成。首先，上下溝通至為重要。沙士期間，眾說紛紜，引起不少不必要的誤會和恐慌。現在醫管局中央有一個統籌傳染病應對的委員會，可以透過電郵及其他工具，快速準確地把疫情下達，也可以隨時更新及發佈應對方案。沙士之後有 2009 年的豬流感，2012 年又發現新沙士（中東呼吸綜合症），2014 年中又傳伊波拉病毒（Ebola）或蔓延至亞洲，資訊的流通與更新實在事關重要。

FTOCC 是甚麼？

在防犯疫症爆發的工作之中，急症室最重要的功能是盡早識別傳染病患者，並把他們隔離，以免病原在社區傳播。那麼，2009年 5 月的第一宗外地輸入的豬流感個案，律

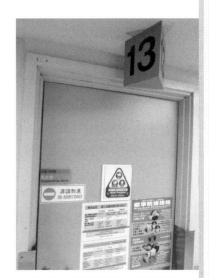

負壓室必須時刻保持大門緊閉。

敦治醫院急症室是如何達到的呢？巧妙處就在一個口訣："FTOCC"。

不同的傳染病可有不同的病徵，同時不同病症也可以有相同的病徵。發燒和肌肉疼痛，可以是流感，也可以是伊波拉的早期表現。快速化驗固然可以幫助確診，但也不可以無的放矢。因此，我們只能依靠流行病學上的聯繫，作為網羅可疑病例的重要篩選方法。

FTOCC 的 F 是指 **Fever（發燒）**。發燒是很多傳染病的早期表現，但很多其他感染也可能導致發熱。F 只能是一個起點，還要靠其他資料收窄範圍。

T 是 **Travel（旅遊史）**。這對及早分辨出由外地傳入的傳染病至為重要。2009 年的豬流感首個傳入個案，雖然患者從上海到港，但本身是墨西哥人，分流護士機靈地警覺到他可能來自疫區墨西哥。伊波拉的源頭在非洲，當有疫情的時候，急症室的醫護就會對近來曾到訪非洲的人士格外留神。

O 是 **Occupation（職業）**。沙士的時候，醫護人員由於職業的緣故，常與潛在的沙士患者接觸，導致本身也成為受感染的高危一族。換了是禽流感，家禽行業從業員就會被另眼相看。

最後兩個 C 是指 **Cluster（集羣）** 和 **Contact（接觸史）**。在沙士期間，淘大花園的住戶就是明顯的集羣，一起發病。平常日子，院舍集體發病也是常有的事。一羣人同時發病，就有互相傳染的可能性，不能不察。至於與病人的接觸史，如患者的家人，染病的機會自然提高。

當然，FTOCC 只能是起點，進一步的檢查，包括詳細的病歷、體檢和化驗還是不可少的。

全球氣候的變化，生態環境的破壞，加上全球化的互動，新的傳染病威脅將會層出不窮。作為醫院的前哨站，急症室不能不保持高度警剔，隨時隨地裝備起來為市民守護第一道防線。

輻射事故的處理：
311 福島核電站事故之後

林沛堅

　　"醫生，請快告訴我結果，我是否已中了輻射？噢！天呀！我會生癌嗎？我以後還可以生育嗎？"眼前這位小姐二十多歲，一頭金髮，一身哈日族的打扮，一連串的追問既慌且急。

　　日本 311 大地震發生後，香港多間急症室亦經歷了一場"海嘯"。不過此"海"不同彼"海"，我們需要處理的，是每天前來急症室要求檢驗輻射（Radiation）的"人海"。當中很多人剛從日本回港，亦有不少本地人看完電視新聞後"感同身受"，來求個安心的。類似的連番追問，數日來我早已見怪不怪了。

　　"小姐，根據剛才我同事用蓋革 - 米勒計數器（Geiger-Muller counter, GM counter）測量的數據，你身上並沒有受輻射污染。"我不慌不忙地說。

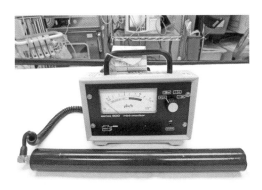

蓋革 - 米勒計數器。

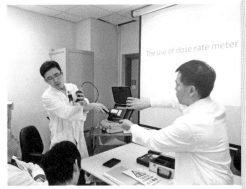

福島核電站事故之後，本地各所急症室均加強了處理輻射事故的訓練。

"那太好了！我沒事了！"

"不過⋯⋯"

那如釋重負後的面容一下子被我打斷，變得繃緊起來。

"我仍然要多了解你在事發時的情況，才能準確判斷你受輻射影響的機會。"

"不是剛才已經檢測了沒有輻射嗎？"

"世上根本不可能是沒有輻射的。"

事實上輻射存在於大自然每一個角落，地球上的生命每分每刻都曝露於包括宇宙射線在內的微量環境輻射（Background radiation）之中。對人體是否有影響，主要視乎身體所承受的輻射種類及輻射量。

"不過，妳亦不要過分緊張，並不是每一種輻射都對人體有害的。"我嘗試以最簡單的放射物理學知識去排解她的焦慮。

各處皆有輻射

輻射其實包括不同能量的電磁波（Electromagnetic waves）及由放射性物質（Radioactive substances）經衰變釋放出來的粒子（Particles）。前者的例子有無線電波（Radio waves）、光線及俗稱 X 光的 X 射線（X-ray）等；後者則有 α 粒子、β 粒子及中子（Neutron）等。

一般而言，輻射可大致分為非電離輻射（Non-ionizing radiation）及電離輻射（Ionizing radiation）兩類。前者如光線及無線電波等能量不高，不足以對物質構成化學變化；後者如 α 粒子、β 粒子及伽馬射線（Gamma rays）等，能量足以使原子中的電子游離而產生帶電離子（Ion）。這個過程能對細胞內的蛋白質及 DNA 結構造成破壞，從而令細胞受損或發生基因變異（Mutation）。醫學上有害的輻射，實際是指電離輻射。在核事故的情況下，我們要處理的亦正是電離輻射。

"剛才你的同事用那個儀器在我身上從頭到腳掃描，又是在檢查甚麼？"

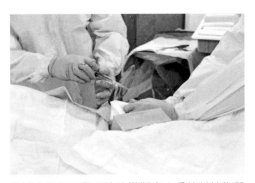

醫護人員正用儀器沖洗模擬病人受放射性物質
污染的傷口。

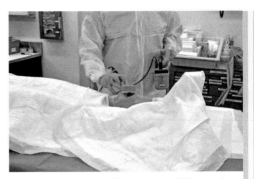

醫護人員正使用輻射檢測器量度模擬病人傷口
上的輻射水平。

"主要是檢查你身上有沒有受放射性物質污染，從而決定是否需要先
進行除污清洗。"

　　一般人經常將輻射照射（Irradiation）及輻射污染（Contamination）混
為一談。前者指身體直接受輻射源照射，後者指帶有放射性的物質依附
在身上。用光線打個比喻，前者就像被光線照射，後者就像被螢光的粉
末依附在身上。為何要作此區分？因為我們用 GM counter 所測量的是儀
器感測範圍內電離輻射的放射性。假使身體表面並沒有受放射性物質污
染，即使經已受到非常強力的輻射照射而令大量身體組織受損，用 GM
counter 仍然無法量度到身體已吸收的輻射劑量。用儀器掃描的目的，
是避免受害者將帶有放射性的物質帶出輻射處理的管制區域（Radiation
Emergency Zone, REA zone）外。假如真的被放射性物質污染，受害者
必須於 REA Zone 內由一班受過訓練的醫護人員進行適當的除污清洗
（Decontamination）。

　　"那麼你們是如何評估一個人受輻射影響的程度呢？"她一臉困惑的
問道。這正是我剛要開始做的。

如何評估人體的輻射量

　　輻射本身無色、無臭、無聲、無味。要做醫學評估，雖不簡單，但其

實並不太困難。首先，輻射量是可用儀器測量的。在物理學上放射性元素的衰變過程與週期是有一定規律的，而且在大多數情況下，從事故的大概性質我們亦可以估計到所牽涉的放射性物質及輻射的種類。事發時受害人與輻射源頭的關係，諸如曝露時間、距離、之間有沒有屏隔等等，亦非常重要。其中以距離尤為關鍵，因為在物理學上有所謂平方反比定率（Inverse square law），即增加距離一倍，輻射的強度就會降至原來的四分之一，如此類推。所以每當病人在急救房照 X 光時，醫護人員總是立即"雞飛狗走"，躲得老遠，看官至此便可知箇中因由了。

但無論如何估算，都不及直接檢查輻射在人體裏所引起的生理變化。有趣的是，輻射在人體的急性作用跟衰變過程一樣，都是有一定規律的，與整個身體所承受的輻射量有關（Deterministic effect）。一般而言，人體內分裂速度越快的細胞，染色體（Chromosome）越容易受到輻射的破壞。骨髓（Bone marrow）、淋巴細胞（Lymphocyte）、生殖細胞如精子、小腸隱窩細胞（Intestinal crypt cell）與皮膚毛囊等細胞，受輻射影響至深。隨着整體曝露的輻射量增加到超過某一個程度，先是精子數量下降，繼而受害者會開始出現急性放射性綜合症（Acute radiation syndrome），包括骨髓抑壓與淋巴細胞數量下降，進而削弱骨髓造血能力及免疫力。再高的輻射劑量更會直接破壞消化及呼吸系統等多個器官系統，甚至危及中樞神經及致命。所以從受害者出現急性放射性綜合症的嚴重程度與時間，醫生也可以推斷當初整個身體所吸收的輻射劑量。

當然，眼前這位小姐眼神凌厲，毫無病徵，怎麼看也不像有急性放射性綜合症。

經一番解釋，在幾乎為她教授了一堂物理課後，她的疑惑似乎漸散。小妮子開始娓娓道來她在日本地震時的驚險遭遇：地震時她和男友正好駕車經過羣馬縣由北海道前往東京，雖不曾親眼目睹海嘯，但地動山搖的瞬間，早已將她嚇得半死。所以一到東京就不作久留，星夜回港了。

我看一看桌面上的日本地圖，這陣子日本地圖是急症室的必需品，計算一下她所述位置與福島第一核電站的距離，至少都有 80 公里，遠超過日本官方封鎖的 20 公里半徑範圍。

"距離這麼遠，你又停留那麼短的時間，加上你又沒有病徵，照推斷你所承受的輻射量應該非常低。不過為安全計，還是抽點血看一看淋巴細胞的數目吧。"

兩天後她到急症室覆診，再看血液化驗報告，一切正常，48 小時內淋巴細胞並未減少。依此判斷，她受輻射的影響微不足道，更不用擔心輻射致癌。至於輻射會否影響將來生育，醫學界至今仍沒有一個共識。不過以她的情況來看，亦不太可能有影響。

此刻正想手起刀落，結案之時……

"醫生，我下個月可以回來再抽血嗎？"

"為甚麼呢？"

"下個月我想再到東京血拼。"

輻射的醫學小知識

對人體有害的電離輻射，主要有以下五種，各有不同的物理特性及穿透力。

1. α 粒子（Alpha particle）

由兩顆中子（Neutron）及質子（Proton）組成，相等於氦（Helium）的原子核，通常由一些重原子（Atom）例如鈾（Uranium）經核衰變產生。α 粒子具有較大質量及電荷（Electric charge），但物質穿透力低，在空氣中僅可走數厘米，不能穿透皮膚，因此在人體外所產生的傷害有限。

但別因穿透力差而少看它，因為當 α 粒子進入人體（例如經消化道吸收），它的能量可以對所處的器官細胞造成大幅度的傷害。轟動一時的前俄羅斯特工亞歷山大・利特維年科（Alexander Valterovich Litvinenko）毒殺案，便是懷疑遭人以釙（Polonium）-210 下毒。而釙 -210，釋放的正是 α 粒子。

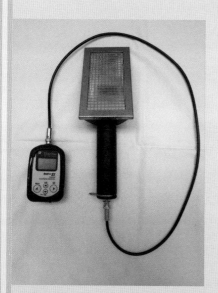

量度環境中 α 粒子水平的 α 粒子檢測器（Alpha detector）。

2. β 粒子（Beta particle）

實際上它是一顆電子，在空氣中可走數米，能穿透皮膚並達皮膚組織以下幾毫米，但不能觸及內臟。相對於 α 粒子，受外部照射時對皮膚組織損害較大，但進入人體後對器官的損害卻較小。

3. γ 射線（Gamma rays，伽馬射線）

具高穿透性的電磁波，在空氣和物質中具有相對大的穿透範圍，甚至可穿透人體，故須以鉛板來阻擋。當人體曝露於 γ 射線，所有器官和組織很可能都受到照射。與 α 粒子及 β 粒子相比，γ 射線所引致的外照射危害最嚴重，亦是核事故後對附近人員造成即時傷害的主要輻射種類。

4. X 射線（X rays，俗稱 X 光）

與 γ 射線一樣，是具高穿透性的電磁波，常見於醫療用途。

5. 中子（Neutron）

極不常見，通常來自核裂變（Nuclear fission）的反應堆。具極高的穿透性，亦可改變其他穩定物質的結構，從而令其成為放射性物質。水及石蠟（Paraffin wax）可阻擋中子。

急症室緊急分娩：胎兒臀部先露

陳浩然

某日在我中午值班時，收到救護車電台的緊急通知，有一名 26 歲女子在家中突然腹痛如絞，正在分娩，會於短時間內到達明愛醫院急症室。由於明愛醫院沒有婦產科病房和婦產科醫生駐院，大家都嚴陣以待，並立即通知兒科醫生（Paediatrician），作好分娩和搶救嬰兒的準備。

數分鐘後，當救護員推着那名孕婦到達搶救房時，大家馬上被眼前的情景愣住了。一般情況下，分娩時都是嬰兒的頭部先產下來，但檢查時，孕婦的胯下已產出了女嬰的大部分身體和四肢，而頸部卻在產道被卡住，以致胎兒未能產出。這正是胎兒臀部先露（Breech presentation）分娩，即生產時，胎兒以屁股或腳朝向子宮頸的姿勢出生。而臀先露的胎兒經自然分娩生產，危險性會較高。

我和其他醫生及護士立即兵分兩路，一組人指導母親如何呼吸和用力，嘗試誕下嬰兒；另一方則用毛巾包着胎兒，一手拉起嬰兒的雙腳，讓嬰兒口部露出，然後托着其面部，最終令病人順利誕下女嬰。

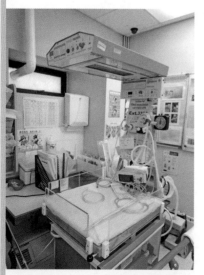

在急症室出生的嬰兒都須被放置在初生嬰兒復甦台車（Neonatal resuscitation trolley）上接受評估或急救。

早產兒沒生命跡象

兒科醫生立即抱着嬰兒到搶救台，為她作詳細身體檢查。當時發現嬰兒已沒有心跳和呼吸跡象，並出現低血糖（Hypoglycaemia）情況。兒科和其他急症科醫生於是立即替她施行急救、心外壓、插喉、注射強心針和葡萄糖液等。根據嬰兒的心跳頻率、呼吸、肌肉張力、皮膚顏色，以及對刺激的反應而組成的阿普伽新生兒評分（Apgar score），分別在產後一分鐘和五分鐘所得的兩組分數都是零分，顯示嬰兒情況極度危殆。

當我們向女病人詢問病歷和懷孕經過時，竟發現原來她是因姦成孕的。但她或怕遭家人責罵，懷孕初期沒有接受產前檢查，而家人一直被蒙在鼓裏，直至懷孕後期才第一次約見婦產科醫生（Obstetrician）。當天分娩時胎兒只有 34 週，屬於早產情況。

女嬰出生後，急症科醫生以超聲波替女病人確定腹中沒有其他胎兒後，便為她注射促進子宮收縮的藥物，並為女病人排出仍依附在子宮內的胎盤（Placenta），完成分娩程序，並判斷沒有產後失血現象（Postpartum haemorrhage）。而嬰兒經過急救後，雖然恢復心跳，但情況依然危殆，需要依靠儀器幫助呼吸，並轉送到瑪嘉烈醫院初生嬰兒深切治療部繼續治療。嬰兒的腦部電腦掃描圖像顯示出缺氧水腫現象，極可能在完成分娩前已有一段時間沒有呼吸和心跳，加上嬰兒只有 34 週，身體多個器官仍未完全發育成熟，經數天搶救後，最終亦返魂乏術。

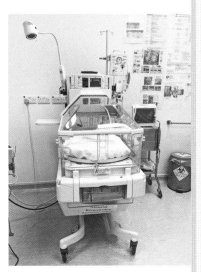

急症室的初生嬰兒恆溫箱。

三種胎兒臀部先露

胎兒臀部先露是異常胎位的一種，發生

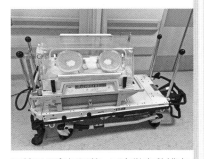

運輸型嬰兒恆溫箱，可安裝在救護車上。

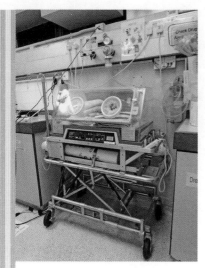

另一型號的初生嬰兒恆溫箱。

率約佔分娩總數的 3% 至 4%。因胎頭比胎臀大，且分娩時後出胎頭較為困難，往往令分娩出現問題，可導致諸如新生兒窒息、臂叢神經損傷（Brachial plexus injury）及頭顱內出血（Intracranial haemorrhage）等問題。所以胎兒臀部先露的嬰兒死亡率，是正常分娩的 3 至 8 倍。懷孕 30 週以前，臀先露較常見，30 週以後多能自然轉成頭部先露。臨產後持續為臀先露的原因並不十分明確，但影響的因素有三種。第一，若羊水（Amniotic fluid）過多或產婦腹壁鬆弛以及早產兒羊水相對偏多，胎兒在宮腔內活動範圍較大，便會令胎兒易在宮腔內自由活動形成臀先露。第二，如果孕婦子宮畸形（如單角子宮、雙角子宮等）、胎兒畸形（如腦積水等）、雙胎及羊水過少等，胎兒在宮腔內活動亦會受到限制。第三，假如孕婦有骨盆狹窄、前置胎盤（Placenta previa）、腫瘤阻塞盆腔等情況，以致胎頭銜接受阻，也容易發生臀部先露。

其實並不是全部臀部先露個案都是臀為先露出，而是根據胎兒下肢所取的姿勢而定，可分為三類。第一，單臀位或腿直臀位（Frank breech presentation）胎兒的雙髖關節屈曲，雙膝關節直伸，以臀部為先露較多。第二，完全臀位或混合臀位（Complete breech presentation），胎兒雙髖關節及膝關節均屈曲，有如盤膝坐，以臀部和雙足為先露較多見。第三，不完全臀先露（Incomplete breech presentation）以一足或雙足、一膝或雙膝或一足一膝為先露。在臀位分娩時，如臀位首先產出，胎兒的肩部和頭部的娩出就必須根據不同情況以適應產道而轉動胎兒來分娩。

分娩陣痛是因為胎頭壓迫子宮頸口所引起，但臀位妊娠時，其先露部分如腳和膝蓋的力道不足，只能引起微弱的陣痛，致使子宮頸口難以完全打開，因而增加難產機會。另外，由於胎兒臀部形狀不規則，不能緊貼子宮下段及宮頸，便會容易發生胎膜早破或子宮收縮乏力情況，使產道感染與產後出血的機會增多。而不完全臀先露的足位分娩所帶來的問題較單臀位及完全臀位為多，例如穿水後臍帶隨時都可從足旁的空隙滑下，而發生臍帶脫垂（Cord prolapse），臍帶滑出後會容易被壓迫，導致血液循環受阻，有機會令胎兒缺氧死亡，需要即時處理。由此可見，在現場缺乏婦產科醫生的支援下，胎兒臀部先露對於急症科醫生是一項很大的挑戰，更需要和產婦良好配合，從而減低難產的風險。

產前檢查的重要性

未婚及意外懷孕的產婦個案近年在香港有增加趨勢，年青女士對性知識認識不足，未有在深思熟慮的情況下發生性行為，甚至因為遭男性強暴或性侵害導致懷孕。當她們一旦發生未婚懷孕甚至因姦成孕的情形，無可避免心理會遭受很大的傷害，內心亦常掙扎是否要進行墮胎的衝突，令她們不知所措。其實社會上有相關組織如母親的抉擇，專門為意外懷孕的女性提供支援服務，協助她們解決因懷孕所帶來的種種問題。

另一方面，意外懷孕的產婦普遍對產前檢查不太重視，對於她們和嬰兒生產時的風險便大大提高。醫生無法充分掌握產婦的健康狀態，可能造成生產時出現突發情況。此外，如孕婦本身有內科疾病，像紅斑狼瘡症（SLE）等，若沒有妥善控制病情，不但可影響胎兒發展，還有機會危害母親的健康。其實通過產前超聲波檢查，可預知嬰兒是否胎兒臀部先露，如發現胎兒胎位不正時，醫生會跟孕婦解釋及商量如何選擇最佳的生產方式。如果經過調整，胎兒轉為頭位，陰道生產方式是首選，如果調整不成功，可能選擇剖腹生產會較為安全。醫生會分析方法的利弊，讓母親、家屬及醫生共同作出合適的選擇。

本港以懷孕為界線，24 週前出生屬流產（Abortion），其後體重超過

500 克則屬早產。早產嬰兒通常需要長時間接受深切治療，直至心肺功能正常。如果嬰兒體重少於 500 克，身體主要器官包括心肺及腦部大多數仍未成熟，產後即使插喉搶救，生存機會也不樂觀。渡過危險時期後，也很大機會影響其日後心智發育。

急症室產子的困難

早前，內地孕婦衝擊急症室的情況十分嚴重，在急症室產子的個案時有發生，對急症科醫護人員構成了巨大的壓力。由於對婦人整個懷孕時期的重要資料一無所知，迫使醫護人員必須在極短的時間內迅速對孕婦和胎兒完成正常需要數月才能完成的評估，難度可想而知。急症科醫生經常要分飾產科和兒科醫生兩個角色，在突如其來的情況下憑籍高超的臨床技術和經驗，克盡己任地維護母子安全。幸好，在急症室產子的情況隨着政策的改變近年已大為緩和。

現時，如孕婦召救護車前往醫院急症室求診，根據消防處指引，救護員會將她送到最近的醫院急症室。但香港有部分醫院並沒有產科病房，孕婦會先由急症科醫生作臨床評估，接受適當治療及預計分娩時間。若果確定孕婦情況穩定並需要分娩，會轉送到最就近的醫院產房。

雖然每位急症科醫生都接受過正常情況下的接生訓練，而每間急症室都有基本的接生設備，以處理緊急分娩，但當遇到胎兒臀部先露陰道分娩或臍帶脫垂等危急的情況時，急症室醫護人員實在未必能獨自解決複雜的產科問題。因此有醫學界議員擔心，如在緊急情況時孕婦先被送到沒有產科的醫院，之後才轉送至其他醫院產房，既有機會增加孕婦和胎兒風險，同時亦浪費醫院時間和資源。這項攸關兩名病人生命的醫療問題，實在值得醫院和其他政府部門一起商討和解決。

毒蛇噴毒傷人

馮顯達

這是急症室如常忙碌的一天，J 醫生耳邊傳來分流站護士透過廣播系統的聲音："Cat. two eye 房！"[1]

J 醫生接着急步走向 eye 房，心想大多是一些日常個案，例如眼睛被腐蝕性液體濺傷等。到了房門外時，護士説："有兩個傷者，阿婆阿伯，是對夫婦。"

J 想："這個組合有點不尋常。"邊行邊想，眼前的護士正用生理鹽水為兩位長者沖洗眼睛。

護士説："他們被毒蛇毒液噴傷眼睛，兩個都 10 分痛。[2] 我是否繼續為他們沖洗？要否沖洗後為他們的眼睛測試 pH（酸鹼值）？"

J 心中知道，蛇毒不同一般如通渠水般的腐蝕性液體，所以不用藉測試 pH 來顯示毒液已被沖走得一乾二淨，於是回答説："繼續大量沖洗！之後不用量 pH 值了。"

這時，J 打算訪問兩老，以了解傷勢和搜集點環境證供。J 問："你們怎樣受傷的？"

姓馬的伯伯説："我和太座趁秋涼去行山，順便採些治糖尿的草藥，

1　Cat. 是 Category 的簡稱。急症室病人根據病情緊急程度被分成五級或五個 categories。Cat. two 是第二級，即"危急"類別。眼是靈魂之窗，眼睛嚴重受傷往往屬於此類別。另外檢查眼睛的儀器通常被安放在俗稱 Eye 房的指定房間之內。

2　這裏的 10 分痛是引用了"言語數字等級量表"的概念，讓病人依據自身對痛楚程度的主觀感覺打分，是急症室評估病人痛楚程度的常用方法之一。0 分代表完全不痛，10 分是最頂級的疼痛。一般來説，孕婦在分娩時常感受到 10 分的劇痛。

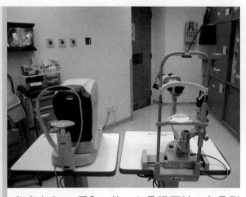

急症室 "Eye 房" 一貌。左是眼壓計，右是裂隙燈，協助詳細診斷眼睛受傷程度。

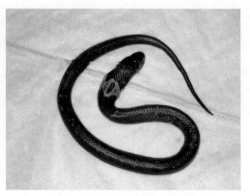

本地的飯鏟頭，背面有明顯的特色圖案。

她有糖尿病。我們途中離開小路，走進草叢找草藥，忽見一條飯鏟頭[3]橫臥跟前。我肯定牠的類型，因我住村，不時有各式蛇種出沒。當時那條飯鏟頭無意離開，還向我們昂首吐舌，狀甚得戚。我不怕蛇，更自恃年青時是詠春冠軍，所以不顧老婆反對，走前打算用手中的行山杖驅趕那條毒蛇。怎料未到手杖可及的距離，赫然雙眼刺痛，眼睛難開。老婆說那條蛇向我噴口水。我想口水有這麼毒嗎？猶疑之際，老婆撿起樹枝撲向蛇，但蛇眼明口快，故技重施再一擊即中。老婆雙眼痛至淚如泉湧。我倆驚魂甫定，蛇轉身欲逃。我倆追前，棍如雨下。一蛇難敵四手，現在牠已被我們收服在這個袋子裏！"

　　"你受了傷還打蛇，不怕嗎？"J 問。

　　馬伯答："牠弄傷我們，我心有不忿。蛇又有劇毒，再咬人就麻煩。"

　　"老馬有火，不過……"J 輕輕搖頭，沉默了兩秒，接着把目光從馬伯

3　飯鏟頭的正確學名為中華眼鏡蛇，英文學名為 Naja atra，通稱 Chinese cobra。屬眼鏡蛇科（Elapidae），分佈於中國南部、台灣和中南半島等地區，屬大型蛇類。主要棲息於山區和農地，多於白天活動。其性情容易被激怒，故極具攻擊性，毒性能致命。

轉投到地上的一個布袋子。J輕提起袋子，外不見
蠕動起伏，內不聞嘶嘶陰風。解開一看，是條約一
米長的飯鏟頭，靜靜地躺着，血跡斑斑。

　　J回望馬伯："護士給你沖洗了好一會，你眼睛
的痛楚現在約值多少分？"

　　馬伯："已大有好轉，還餘三分痛。"

　　馬太："你可好啦，我還有八分痛！"

　　J："可中止沖眼了，你們下牀來，讓我檢查傷
勢。"

　　他透過裂隙燈檢查，[4] 發現馬伯只是結膜發
炎（Conjunctivitis）。馬太則較嚴重，有角膜損傷
（Corneal abrasion），難怪這麼痛。

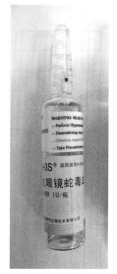

抗飯鏟頭蛇毒血
清，在本個案療效
顯著。

　　馬太："我會不會盲呀？我有糖尿上眼，視力本
已不太好，我還想看孫兒娶老婆呀。"

　　馬伯竟打趣說："你還要保留視力監視我的行蹤呢！"

　　由於馬太的情況在沖洗眼球後沒有明顯好轉，J決定使用抗蛇毒血清
（Antivenom）治療。護士在馬太雙眼滴了幾滴血清，不消 10 分鐘，馬太
的痛楚已減半。半小時後，只剩兩分痛了。

　　J於是作出診療總結："你們今天遇到一條飯鏟頭，被牠的毒液噴傷
眼睛。馬伯的傷勢較輕，馬太傷及眼角膜，記緊去眼科門診覆診。我先
處方消炎眼藥水給你們回家使用，康復一般是順利的。"

4　裂隙燈（Slit lamp）是眼科醫生在檢查眼疾病人時使用得最頻密的一種光學設備，不少急症
　　科醫生也會使用。通過裂隙燈，可以清楚快捷地檢查眼球各部分結構，如眼瞼（Eyelid）、
　　結膜（Conjunctiva）、鞏膜（Sclera）、角膜（Cornea）、前房（Anterior chamber）、虹膜（Iris）、
　　瞳孔（Pupil）、晶狀體（lens）及玻璃體（Vitreous body）前三分之一的情況，並可確定病變
　　的位置、性質、大小及深度。

馬伯："血清治療很神奇呀，老婆你一定能見到孫新抱，但我擔心我以後的一舉一動也逃不出你的法眼啊！"

天生射手

毒蛇咬人平常不過，但含毒噴人只是偶有所聞。香港有多種毒蛇，涉及咬人的包括青竹蛇（Bamboo snake）、飯鏟頭（Chinese cobra）和銀腳帶（Many-banded krait），唯能噴毒傷人的只有飯鏟頭，箇中原因要從蛇的身體結構說起。

毒蛇的頭後兩則分別有一個毒腺，這是毒液的製造廠和儲存庫。毒液經管道流進位於口前方的毒牙（Fangs），再由毒牙的小孔進入被咬者體內。這個小孔在一般毒蛇是處於毒牙的正末端，在飯鏟頭處卻位於前方末端。若飯鏟頭收縮毒腺旁的肌肉和強烈呼出肺部的空氣，毒液便會經毒牙向前一湧而出，射程可遠至一米多，直噴人眼，百發百中。相比人類神槍手需久經訓練，天生射手的稱號，飯鏟頭確實當之無愧。

飯鏟頭是眼鏡蛇屬的一種，噴毒眼鏡蛇不是香港獨有，近至中國內陸和東南亞，遠至非洲都有牠們的蹤影。眼睛接觸到其毒液會即時刺痛、發炎與充血。大多數傷者經治療後均能完全康復，但在非洲亦有永久致盲的例子。至於毒液會否經眼睛吸收而導致全身中毒？答案是不會的，原因關乎眼球和血管之間的結構阻隔層。

時刻戒備加快、狠、準

本港每年約有 100 宗蛇咬個案，幾乎所有患者都是在公立醫院的急症室接受治療的。除了極少部分病人由於出現嚴重的併發症，需要轉往醫院其他科的病房外，餘下所有患者的診治工作均由急症室一力承擔。透過工作上經驗的累積，急症科醫生護士對毒蛇及蛇咬的處理，比其他各科醫護都有更深入的認識。治理各種毒蛇引致的不同中毒症狀，亦因而成為急症科的獨門專長。

　　本港最常見、且最常咬人的毒蛇乃屬於蝰蛇科的青竹蛇（Bamboo snake），混身翠綠，只有尾部略呈褐紅色，有別於全身翠綠而無毒的翠竹蛇。其次是眼鏡蛇科環蛇屬的金腳帶（Banded krait）和銀腳帶（Many-banded krait），特徵是混身分別以金色或銀色的環狀粗條紋與較窄的黑條紋相互區間。再者是俗稱飯鏟頭的中華眼鏡蛇（Chinese cobra），特徵是受刺激時頸部常擴張成弧形塊狀，擺出一副昂首吐舌的兇惡模樣。

　　上述眼鏡蛇噴毒傷人的病例雖不常見，但後果卻可大可小。那麼急症科醫生該怎樣應對呢？要知道有正確的態度才有正確的行為，從這角度看，事前準備和果斷行動都是必不可少的。急症室每天的病人數目和種類都如恆河沙數，但急症科醫生在醫院裏是走在最前線的一族，要面對稀有的個案之餘，更要立刻作出恰當準確的反應，尤其是不同的處理手法若會引伸出不同後果的，更要倍加注意，時刻準備。

　　以處理噴毒眼鏡蛇為例，要先確立目標，了解牽涉的蛇種，中毒徵狀和後果，應該怎樣檢查和治療，以及治療的效果和副作用等資料，然後找出達致目標的方法。在個人方面而言，包括廣閱各地新聞報道，了解本

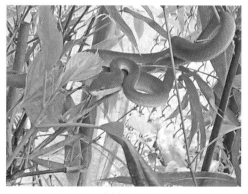

青竹蛇。

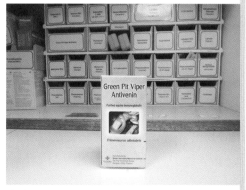

青竹蛇的抗蛇毒血清，是本港急症室使用率最高的抗蛇毒血清。

地特色，與有經驗的同事交流和檢討自己以往的相關表現。部門層面上，可透過組織同事專注於蛇毒處理，從而加快和深化全體醫護對醫治蛇咬範疇的認知。萬事皆備，亦要行事果斷，否則充足準備亦屬徒然。果斷可簡單地演繹為應做即去做，消極不干預是下下之策，平白錯過救治的黃金時段，過後倘能補救也必事倍功半。蛇毒入眼案例在在反映出果斷行事的重要，及早治療毫無疑問能大幅減少致盲的機會。

愛惜蒼生

　　大自然由無數物種組成，人類貴為萬物之靈，能力最強，責任自然亦最大。所以在不必要的情況下，切勿做出傷害生態的行為。有些人被蛇毒所傷後為讓醫護人員了解傷勢而把蛇打死，再拿來醫院作辨認之用，想法無可厚非，但若能以手提電話拍照代替，既免危險，亦免殺生，何樂而不為。好些人對蛇充滿誤解，認為蛇兇險無比，除之而後快。誤解的另一面是，蛇其實有平衡生態系統的作用，毒液也對人類醫藥發展有所貢獻。毒蛇傷人全出於自衛，只是每種生物的自衛方式各自不同而已。人類大可不必以牙還牙，不必把毒蛇妖魔化，人性其實比蛇的毒性更複雜。

超聲波顯神通

莫家良

如果急症室醫生是"福爾摩斯",那超聲波（Ultrasound）就是他的好拍檔"約翰•華生",是破案過程的記錄者。

破案實錄

那一天下午我如常在急症室診症,突然傳來護士在麥克風大叫:"R房急症到。"

包括我在內的幾位醫生護士一擁而上。眼前是一位六十餘歲的男士,根據救護員的說法,病人有高血壓記錄,較早前在上班期間突然因為背痛而痛苦不已,不斷冒冷汗,所以由同事報警求救。他的症狀來得很急,當救護員到達時,病人的痛症也由最初的背部位置快速延伸到胸口及頸部。由救護車送到急症室時,病人已出現休克（Shock）情況,也開始胡言亂語,不斷叫着:"阿迎。"

我相信那是病人最掛心的人,是太太?還是女兒?可惜陪伴病人進入急症室的只有救護員。

雖然病史支持主動脈剝離（Aortic dissection）的可能性,但一個準確而快速的診斷往往不能單靠病歷和身體檢查。在分秒必爭的情況下,"約翰•華生"就需要發揮"他"的作用了,我所指的就是超聲波。

在病人被送到 R 房期間,初級醫生在問症檢查,護士們正忙於量度脈搏、呼吸、體溫、血壓等數據和進行心電圖。與此同時,我已經準備了我的好拍檔。

透過快速超聲波檢查針對重症休克病人的評估方案（RUSH protocol）

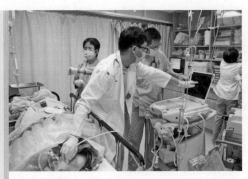

在搶救過程中，急症科醫生正運用超聲波為病
人作臨床評估。

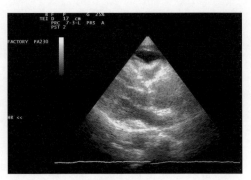

利用超聲波評估心臟的泵血情況，包括心包膜
積水、收縮狀態、受壓狀態。

，它可提供無創及快速的檢查方法，對於臨床急診救治有重要意義。超聲波顯示病人的心包膜積水，右心房室受壓，下腔靜脈充血，而腹部大動脈內顯示剝離內膜瓣。綜合以上的發現和臨床表徵，病人很快便被診斷為主動脈剝離，並因急性破裂而產生心包積血及受壓現象，血壓因此急降而導致休克。

　　就在此時，在 R 房外有一名大概 50 歲左右的女士趕到，相信就是病人一直叫着的"阿迎"。她雙手合十，焦急地詢問先生的情況，緊緊捉着我的手，深怕我們團隊會離她丈夫而去。我感受到她的不安，也盡力向她解釋其丈夫的情況。

　　由於病人的病情極度危殆，也因為血壓過低而手腳冰冷，所以我們再一次利用超聲波導向，安全而準確地放置中央靜脈導管（Central venous catheter），將血液及救急藥物直接輸送到病人體內。在初步穩定病人的維生指數及安排進一步電腦掃描期間，由包括深切治療部（ICU）、心胸外科（Cardiothoracic）、麻醉科（Anesthesiology）在內的各組醫生，已安排病人立即進行緊急手術治療。在病人送離急症室的一刻，大家的心情也變得沉重，而阿迎則一直緊握丈夫的手……

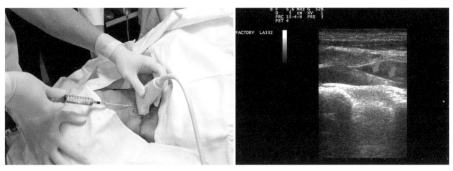

正利用超聲波導向以放置中央靜脈導管作輸液急救。

急症超聲波

　　一個良好的病歷往往可以將鑒別診斷（Differential diagnosis）收窄，但可惜部分病人在送抵醫院時或已陷入昏迷狀態。在此情況下，"醫院偵探"就要發揮功用。眾所周知，急症室每日都充斥着大量不同年齡、性別和病徵的求診者。急症科醫生要 24 小時不停作出準確診斷和施行臨床程序挽救傷病者，當中的困難和壓力可想而知。在大量的求診者中，最少有一半的病人因胸腹痛而到急症室求診，常見的成因很多。當中部分可以只是肌肉疼痛和消化不良，部分是一些外科毛病如膽結石（Gall stone）、膽囊炎（Cholecystitis）、膽管炎（Cholangitis），但亦有可能是嚴重的冠心病（Ischaemic heart disease）、心肌梗塞（Acute Myocardial infarction）、肺動脈栓塞（Pulmonary embolism）、主動脈剝離等。急症室醫生要在短時間內，從一眾相似的病徵中揪出可以致命的"隱形殺手"。除了 X 光和心電圖，一部輕便的超聲波機可大大提高醫生診斷的準確性。

　　顧名思義，超聲波指的是頻率超過人類耳朵可以聽到的聲波（20Hz-20KHz），因為其高頻特性而被廣泛應用於軍事、醫療及工業等範疇。一般醫學診斷超聲波操作頻率大約在 2MHz 至 10MHz，因應不同應用頻率

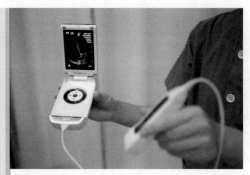

小巧的超聲波儀器將來會替代聽診器幫助醫生臨床診症。

而有些不同。醫學超聲波檢查的原理與聲納（Sonar）原理相似，當超聲波被發射到人體內部，在體內遇到界面時會發生反射及折射，而最後折返超聲波探頭（Probe）裏，經儀器分析數據。在人類醫學上，超聲波掃描已經有數十年的歷史，相信大家對心臟超聲波（Echocardiogram），和它應用於產檢時監察胚胎成長的角色一定不會陌生。在沒有超聲波的年代，醫生只能用聽筒為病人檢查。隨着科技發展，超聲波現已成為診症不可或缺的工具，它令醫生的判斷可由聲音的辨別（聽筒），進展到實時活動的影像。現今最新的技術能令超聲波機的體積及重量進一步減小，市面上已有像智能電話般大小的超聲波機出現，將來醫生看病診症時帶在身旁的將會是超聲波機，而不是聽筒了。

以往超聲波主要局限在放射科（Radiology）內，以作為放射科醫生診斷的工具。但隨着超聲波機的普及和影像質素的提升，其他各專科如心臟科、麻醉科、急症科及深切治療科等，也陸續開始引進至各自的臨床應用上。自 90 年代開始，一個嶄新的概念出現，稱為護理點超聲波（Point-of-care Ultrasonography, POCUS）。護理點超聲波主要是指由護理提供者所施行、旨在解決臨床問題的實時超聲波。而急症超聲波正是護理點超聲波的一個好例子。

急症超聲波的特點

- 安全快速、實時、非侵入性、無痛、無輻射、無需使用顯影劑
- 牀邊執行、重點式操作（Focused）、能在急救時進行
- 快速重點診斷危及生命的疾病，例如快速超聲檢查針對重症休克病人的評估方案 RUSH Protocol、牀旁肺部超聲評估方案 BLUE protocol、創傷超音波評估 eFAST Scan 等
- 協助一些臨床的小手術，如中央靜脈導管放置（Central line placement）及心包膜穿刺術（Pericardiocentesis）等

和以往放射科所進行的超聲波不同，透過急症超聲波，主治醫生能看到實時影像以協助解決臨床問題，即時決定治療方案。而實時導向更能反映這類應用的特點。在超聲波未普及時，大部分臨床醫療程序如放置靜脈導管和穿刺術等，都依賴醫生對人體的解剖構造的了解和經驗以施行。但人體構造複雜多變，以至對施行這些臨床程序非常困難，會減低成功率，甚至因此對病人造成不必要的傷害，這些困難尤其在處理急救時經常發生。利用超聲波實時導向，醫生能實時地、準確地看到器官位置，而施行特定臨床程序，以提升成功率和減少對病人的傷害。情況有如今天司機利用全球衛星定位系統（GPS），協助找出最快捷路徑前往目的地一樣。

香港急症科醫學院超聲波小組

要令“福爾摩斯”和“約翰・華生”合作無間、破案神速，針對性的急症超聲波培訓確實不可少。作為培訓香港急症科專科醫生的唯一機構，

香港急症科醫學院很早已具備對急症超聲波發展的前瞻性。自 1997 年以來，學院從歐美引進不同種類的超聲波工作坊和課程，以加強急症科醫生對超聲波的訓練和認識。有鑒於急症超聲波的獨特性和專門化，學院在 2005 年成立了超聲波小組，用以推廣急症超聲波在本港的應用和發展。

　　小組除了提供發展的意見和方向，也制訂超聲波應用指引和編制本地急症超聲波課程。每年小組都會舉辦兩班基礎急症超聲波培訓班，給剛入職的急症科初級醫生，還提供兩至三個高級課程給較資深的醫生。另外小組也會非定期舉辦大型研討會和世界各地的專家和先驅者交流。隨着"護理點超聲波"概念的普及和認同，自 2009 年始香港正式和全球重症超聲互動網絡（World Interactive Network Focused on Critical UltraSound, WINFOCUS）合作，在本港推廣以急症和重症為主的護理點超聲波。有賴小組成員的努力和學院對急症超聲波的重視，今天香港的急症超聲波發展已成為救治垂危病人不可或缺的重要拍檔。小組除了在本地負責培訓工作，也獲邀到亞洲各地包括澳門、北京、新加坡、馬來西亞、南韓、印度等地，推廣急症超聲波。

　　雖然超聲波並非新的科技，但隨着大眾對它的認識加深，以及它的便攜性，令超聲波在急診重症的應用越來越廣泛，也提供了更快速及正確的資訊，以便醫生進行診斷及治療。當然一個好的臨床問症檢查永遠不能被代替，但合適情況下，超聲波能幫助醫生在分秒間解答問題，協助破案。

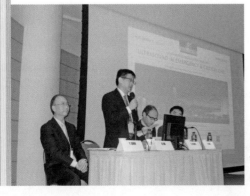

第九屆全球重症超聲互動網絡世界年會（9th WINFOCUS World Congress）在本港舉行。香港急症科醫學院院長何曉輝醫生代表香港致開幕辭。

今天，我看着阿迎和她的丈夫從遠處寄來的感謝卡。在手術後，他們辭去本來的工作，帶着希望去看看世界，探望他們在外地的女兒、女婿和剛出世的孫女。字裏行間充滿着感恩、幸福及對生命的尊重。

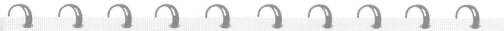

何為主動脈剝離？

它所指是血管內壁因為壓力而撕裂、剝開，導致血流順着破洞流進血管管壁中，形成假的管腔，並逐漸擴大壓迫到原本的主動脈血管（Aorta），使主動脈血管狹窄，影響正常送血功能，造成全身血液供應不足的問題。當主動脈無法承受壓力便會破裂，危及患者性命。據統計，每年每十萬人中便約有兩宗此病個案，患者多是 40 至 70 歲人士，但近年本港患者似乎有年輕化趨勢。它的死亡率可高達 80%，有部分病人甚至還沒來得及到達醫院就已經死亡。就算病人能安全到達醫院，如果未能及時確診治理，在病發的首48 小時內，死亡率每小時便會增加 1%，故絕不能掉以輕心。由於主動脈剝離與部分心血管疾病和其他非心臟病症的症狀類似，如心肌梗塞、心包膜炎（Pericarditis）、肋膜炎、膽囊炎、肺動脈栓塞等等，所以臨床上必須進行鑒別診斷，以免因為誤診而錯失最佳的治理時機。

參考文獻：

1　Perera P, Mailhot T, Riley D, Mandavia D, "The RUSH exam: Rapid Ultrasound in SHock in the evaluation of the critically Ill", *Emergency medicine clinics of North America*,2010;28（1）, pp29-56, vii.

2　Moore CL, Copel JA, "Point-of-care Ultrasonography", *New England Journal of Medicine*, 2011; 364, pp749-757.

急症室的深切治療部

嚴建明

"急救房留位！男性，30 歲，無呼吸，無脈搏，心肺復甦中，兩分鐘後到。"

"急救房再留位！女性，交通意外，行人，被貨車撞倒，彈開 10 米，不醒人事，五分鐘後到。"

"三號診症室推人到急救房！"

急症室的廣播器接二連三地傳來一個個即將到來，或病情危重的病人的消息。這就是急症室！

有一天，我以深切治療部醫生的身分當值，被召喚到娘家急症室[1]急救房看一位服食過量血壓藥而導致心臟停止的病人。經過 50 分鐘的努力搶救，施行了包括心肺復甦、插入氣管內管、洗胃、注射解藥等治療方法，他的心臟再次跳動起來。可是他的血壓只有 60/30mmHg，根本不能維持生命。

於是替他做心臟超聲波，希望找出血壓低的原因，繼而對症下藥。亦為他植入動脈導管（Arterial line）和中央靜脈導管（Central venous line），以便無間斷監察病人的血壓情況，並經靜脈滴注多種藥物以維持血壓及中和過量服食的血壓藥。然而，病人的情況太不穩定了。時間就是我們的敵人！我們要在急救房上演"大龍鳳"，才把他的病情穩定下來，否則他早已魂歸天國。經過大家的一番努力，最後我們安全地送他到深切治

1　作者為急症科及危重病學兩個專科的醫生。

療部作進一步治療。

　　三天後，他甦醒過來，而且病情也安穩了，於是我們把他送回急症室的急症專科病房作進一步觀察和治療。

急症只是收症入院？

　　當我尚在醫學生時代，常聽到不同前輩說急症室醫生是入院橡皮圖章。然而，現今社會對急症室服務要求大大不同，急症室的功能亦因而發展得越來越多元化。除了分流（Triage）、問診（History taking）、檢查（Physical examination）、檢驗（Investigation）和急救（Resuscitation）外，為病人作出正確診斷（Diagnosis）及穩定病情（Stabilization）的需求也越見重要。黃金時間的概念，大家或許也耳熟能詳，如創傷一小時、中毒一小時、中風三小時、心肌梗塞十二小時等等，可見我們的責任很重要。除了要迅速作出正確診斷外，更要盡快對症下藥。時間就是心肌（Time is muscle）、時間就是腦細胞（Time is brain cells）、時間就是生命！我們每分鐘都跟時間競賽，而且這些也是十分危急的疾病，病人的生命確實掌握在我們的手裏。我們的每一個決定、每一針一藥、每一個治療方案都會影響病人及其家人的一生。

　　有人說，為甚麼你們不快快把這些病人“收入”醫院，好讓他們得到最適切的照顧？說實在的，這也是我們的希望，亦是病人和我們雙贏的方案。可是，世事又怎會這麼完美？首先，這些病人通常病情較危急，需要即時治療來穩定病情，否則錯過黃金的治療時間，或性命難保。再者，近年醫院病牀不足也是世界性的普遍現象，香港也不能倖免。就算能夠及時入院，醫院內的各專科醫生也可能有其他要事在身，結果往往要由一些“新紮師兄”處理這些危重病人。這個情況在辦公時間過後或公眾假期更為嚴重。然而，急症室可能是醫院裏唯一全天候有專科醫生駐守的部門，而且我們的專科培訓中也非常重視處理這些急性的危重疾病，負起拯救他們的責任，我們可說是責無旁貸。

　　如何把有限的資源使更多病人受益，是我們需要面對的課題。醫院的病牀不足，深切治療病牀更捉襟見肘。假若一些需要短期加護照顧的病人，例如患上中毒（Acute poisoning）、慢性支氣管阻塞（Chronic obstructive airway disease）復發、心臟衰竭（Heart failure）、電解質失衡（Electrolyte imbalance）、需要密切觀察的創傷病者、新陳代謝失衡等等病症，可以適時接受適當的監察和治療，他們的病情得以快速穩定下來之餘，癒後的身體狀況亦將會大大改善，騰出來的深切治療牀位也能使更多病人受惠，不也是一舉幾得嗎？

與危重醫學的互動關係

　　再説，為了配合急症科的發展，危重醫學（Critical care medicine）是不可或缺的。毒理學（Toxicology）、高壓氧（Hyperbaric oxygen therapy）的病人不也是非常危重嗎？他們不但需要毒理學、高壓氧的專家，也需要危重醫學的同事照顧，方能痊癒，缺一不可。相信通過大家的相互合作、磨合，隨着新治療方案的誕生、改良、成熟，最後得益的也是廣大市民。

　　我們在危重醫學學會的知識，在急症室中也常常大派用場。例如心臟超聲波、動脈靜脈的導管植入、經血管植入心臟起搏器（Pacemaker）、

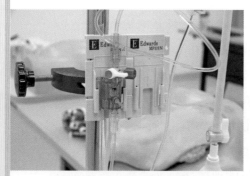

深切治療部常用的醫療儀器。

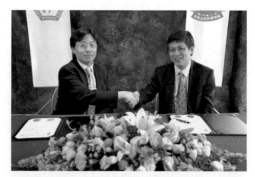

麻醉科醫學院和急症科醫學院的代表，為雙重專科培訓計劃簽署備忘錄的一刻。

低溫治療（Therapeutic hypothermia）、人工肺（Extracorporeal membrane oxygenation, ECMO）等等，也是拯救這些危重病人的法寶。而且這些新科技也為我們的專科發展注入新動力，吸引更多的年青新血加盟。畢竟，急症室是救急扶危的地方。

雙重專科資格的機會

說到這裏，危重醫學的發展前景卻面對很大的挑戰。首先要培訓一個急症和危重病學雙重資格的專科醫生，最快也要花上九年時間，而且急症部亦要投資最少三年，調配人手，讓急症科專科同事在深切治療部受訓。作為部門主管，一方面要公平、公正、公開讓每一位同事也得到深造的機會，另一方面也要向大家交代人手安排，亦要憂慮受訓的同事將來"回巢"與否。所以，我們第一代的兩棲類醫生往往要完全脫離我們的原生家庭——急症科，等待深切治療部有培訓職位空缺時，自行申請轉職，才能得到培訓機會。

得到培訓的機會也只是一個開始。對於深切治療部來說，我們與剛剛醫學院畢業的同學無異，可能更是部門的負擔。面對我們這些急症科專科醫生的深切治療受訓員，深切治療部門的定位又是怎樣，我們應當擔任哪個層次的醫生？我們的工資等級又當如何？我們將來會否離開？再者，麻醉科專科學院危重醫學小組對我們的資歷認可程度又是另一大問題。這一切的疑問確實使我們吃了不少閉門羹。隨着多番努力和部門上級的支持，這個僵局逐漸打破，而雙重專科培訓藍圖亦漸趨完整。

縱然培訓的問題已解決，取得雙重專科醫生的資格後，我們要真真正正地決定自己的前途。究竟是返回急症室，發展新服務，學以致用，提升服務質素，還是安分守己，繼續留在深切治療部工作、學習？這真是一個不容易的選擇。

一位影響我一生的前輩的一番說話，至今仍是我的力量來源。他問我："你想創造歷史，還是只想做一名跟隨者？你相信你可以改變現況

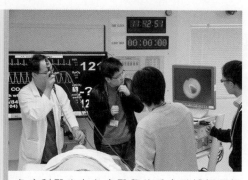

急症科醫生在急症醫學的重症監護課程課堂上學習使用纖維光學喉頭鏡（Fibreoptic laryngoscope）。

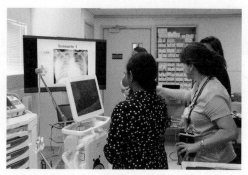

急症醫學的重症監護課程中，學員正接受模擬危重病例的臨床處理訓練。

嗎？你相信你的工作可以為別人造就更多機遇嗎？"

結果，我憑着個人信念，藉着神的帶領，靠着家人的支持，我接受了這挑戰，回到急症室的崗位，發展急症危重病學培訓。

發展急症危重病學小組

隨着急症醫學院危重病學小組的成立，在過去三年多的時間裏，我們有機會與世界各地的朋友交流，了解其他地方的情況，汲取他們的經驗。我們越來越相信，危重醫學是一個世界的潮流。在我們不遠的澳門、中國、台灣和日本等地區，他們已經開展了這方面的臨床服務，可是他們大都仍沒有完善的培訓制度。在醫療大國的美國，幾年前已訂立了正規的培訓要求和考試制度。作為中西文化匯聚的香港，有着我們的經驗和已確立的培訓藍圖，相信定能在亞太區內擔起重要的角色。

我們亦已發展出我們的獨有課程急症醫學的重症監護課程（Intensive Care Course for Emergency Medicine），希望可以讓更多急症科的同事能夠把危重醫學的知識、概念和技術融會於日常工作之中。

現時，我們已有兩名"兩棲類"的急症危重治療醫生，另有兩位急症科專科醫生正接受深切治療培訓，還有幾位有意加入的年輕醫生，現正接受他們的第一個專科（急症科）訓練。

我們有一個共同的夢想 —— 將來在急症室建立危重醫學部！希望可以為香港的急症科發展揭開新的一頁，注入新的力量，讓普羅大眾得益。

第四章

院外工作

醫生起飛了

吳民豪

1992 年，我到了澳洲布里斯本 (Brisbane) 從事急診工作。三年多的時間體驗和經歷了不少，其中最感新鮮和特別的，是那裏的飛行醫療 (Aviation medicine) 系統。

愛上飛行醫療

我的第一份工作在當地的亞歷山德拉公主醫院急症部 (Princess Alexandra Hospital Emergency Department, PAH) 任職，運作名為 Life Flight 的飛行醫療隊。它是 PAH 急症部其中一項重要的職責，而我有幸參與了這份工作。澳洲昆士蘭省規模較小的鄉郊醫院內若有病人罹患危重病症，而該等醫院處理不來的時候，鄉郊醫院的醫生便會聯絡 PAH 急症部，要求提供空中轉院服務。只要天氣許可，我們的飛行醫療隊須搭乘定翼機，先飛抵鄉郊市鎮的小機場，再轉乘汽車到醫院。我們和當地醫護人員一起穩定病人情況後，再護送病者上醫療專機，並飛返布里斯本機場，最終轉乘救護車回到 PAH 急症部。

切身處地經歷過飛行醫療隊的救援任務後我才如夢初醒，發現原來住在澳洲鄉郊的國民，其人身價值和享有的醫療權利該與城市人是相等的。為了實踐這種精神和理念，澳洲政府和國民願意在鄉郊醫療和飛行醫療系統上花大量的金錢。這價值觀深深地留在我的胸懷和腦海裏。飛行醫療原來是一門非常富挑戰性的工作，從診斷到治療都有它的獨特性和困難。在時間緊迫的情況下診斷治療，同時要考慮飛行時對危重病人的生理影響及在狹窄機艙內如何照顧病者，又不能延誤飛行時程等等實際面對的考驗，和院內工作的安穩狀況有天壤之別。

拯救鄉郊病患

　　還記得有一案例，鄉郊醫院一位醫生來電，他的一位病人在接受膽囊切除手術後出現休克及呼吸衰竭，希望把病人送到 PAH。他懷疑病人患上術後的急性心肌梗塞。我們抵達病人身旁後，得出了完全不同的診斷。術後 4 天，她神智仍清醒，體溫 37.6 度，血壓 80/50mmHg，脈搏每分鐘 110 次，血氧飽和度 90%，已吸高濃度氧氣，心電圖正常，上腹有些按壓痛，懷疑是手術後感染導致敗血性休克、呼吸衰竭及腎衰竭，但還不能排除術後急性心肌梗塞。

　　怎麼辦呢？三小時的運送過程中，病人的情況可能隨時惡化，甚至死亡。我決定先打發機長去喝趟下午茶，給我兩小時穩定病情，才把病人送上飛機。然後，我把治療計劃告訴病人和家屬、當地醫生護士及我的飛行護士（Flight nurse）。準備工作安排就緒後，我們就開始一起為那位病者急救。在一口氣插入多條靜脈道管後，隨即進行快速輸液、注射抗生素、施純氧，以藥物輔助氣管插管、接駁上呼吸機等救護程序。

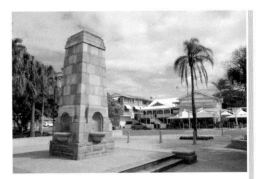

作者曾於 1992 年到澳洲布里斯本醫院急症部任職。

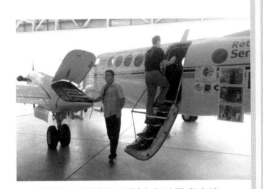

澳洲昆士蘭省布里斯本市的醫療專機。

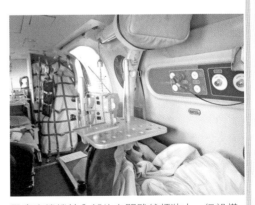

醫療專機機艙內部的空間雖然頗狹小，但設備一應俱全。

一個多小時後，病者情況好轉，血壓上升到 100/70mmHg，脈搏下降到每分鐘 90 餘次，血氧飽和度升上 96%。在插上胃喉及尿管後，一切就緒，可把病人轉到飛機上了。家人、醫院團隊及飛行隊隊員都立刻輕鬆一點了。

描述起來看似頗輕鬆，但其實每一次治療過程都充滿挑戰和壓力，特別是飛行醫療當時對我來說還是新的學問。它也帶來很大的滿足感，當鄉郊醫院危重病人及其家人感到非常焦慮，甚至絕望時，飛行醫療隊每每能助他們重燃希望。後來回想那段日子，發覺已在不經意間愛上了澳洲的飛行醫療工作。

城鄉應享同等醫療服務

1995 年底香港經濟非常蓬勃，也是全民在炒賣樓股的時候，很多工作職位在尋找合適人選。醫管局收到的政府撥款每年遞增，新增不少高中低職位，我就在這經濟環境下回港，受聘於元朗博愛醫院任急症科顧問醫生。1995 年的元朗還有濃厚的鄉郊情與景，高速公路還未伸延到元朗市內，醫院附近有頗多鄉村和漁塘。鄉郊傳統的天后誕巡遊隊伍會抬着彩旗舞獅，經過醫院門口。總理就職會分派燒肉及紅雞蛋給員工。

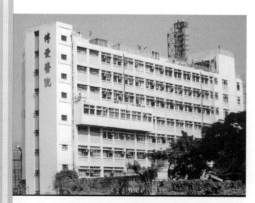

1995 年的元朗博愛醫院。

當時醫管局已立下改善鄉郊醫療服務的藍圖，北區及大埔那打素醫院也正在興建中。博愛醫院除了着力改善員工培訓及設備現代化外，亦計劃重建。另一方面，離島醫療服務大部分仍然由衛生署管理，沒有明顯的發展計劃，消防處把高級救護人員訓練為具有更高技能的二級急救醫療助理（EMAII）之計劃，在鄉郊及離島的進展並沒有在市區那麼快及全面。

　　我在澳洲對飛行醫療所建立的情懷慢慢地浮現出來，並催生了把澳洲的飛行醫療服務概念引入香港的想法。居住在香港鄉郊的市民，其人身價值和享用醫療的權利，能與市區居民相提並論嗎？香港政府及市民願意花巨額金錢在鄉郊醫療和飛行醫療上嗎？財政負擔得來嗎？對於這些問題，我沒有確實的答案，只知道當時香港失業率約 2 至 3%，到處都是 "熱錢"，而澳洲失業率則高達 10%。我便抱着這些情懷及疑問，摸着石頭過河。

討論飛行醫療隊的可能

　　當時還不知道該如何開始，只好把自己的信念和別人分享。1999 年醫管局和政府飛行服務隊 (GFS) 開始討論合作的可能性。當時由醫管局急症科中央協調小組主席鄭信恩醫生，擔任醫管局和政府飛行服務隊的聯絡角色。她忠告我不要抱太高的期望。香港急症醫學院更派出德高望重的鍾展雄醫生及劉楚釗醫生，領導三方合作計劃。跟政府飛行服務隊開會的那一天，我帶着忐忑的心情，跟另外三位同事前往赤鱲角 GFS 總部。

　　會議開始，簡直是喜出望外。政府飛行服務隊的畢耀明總監和蔡照明高級空勤主任反應非常積極，在策劃、行政配合及飛行知識安全培訓上，提出多項實際計劃。後來更主動向保安局提出活化已凍結多年的輔助隊職能，以便醫生以輔助隊隊員名義加入 GFS，定名為航空醫生（Air Medical Officer, AMO）。本人很佩服畢耀明總監的決斷和遠見，使籌備工作得以順利開展。他的支持和決定，定下了政府飛行服務隊飛行醫療服務的基石。

　　今天回望，仍很回味，也感獲益良多。能分享理念和夢想，發揮團隊力量所帶出的動力，實在遠超個人的想像。

設備籌備及培訓工作

　　飛行醫療服務需要怎樣的設備水平才足夠呢？那時我們對即將運作的飛行醫療服務範圍不太肯定，經驗也不足，如何決定設備的水平，只好設計由搜索及救援（Search and Rescue），至醫院間危重病人的轉送（Casevac）

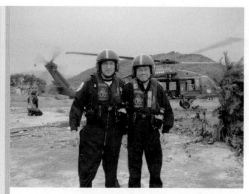

作者和飛行醫生訓練導師 Dr.Geoff Ramin。

過程中，都可應付自如地運用的設備。現在部分同事或感到設備過多，可以減少，但他們從不用為缺乏儀器而擔心，始於隊伍創建時的仔細考量。

培訓方面也是摸着石頭過河的。飛行安全及知識上，空勤主任（Crewmen）及機師為醫療隊的航空醫生提供了很好的訓練。醫療技術上，曾經跟加拿大 Justice Institute of British Columbia 和澳洲 Gold Coast Care Flight 聯絡，最後邀請得後者為我們進行航空醫學培訓。當時澳洲 Gold Coast Care Flight 醫務總監 Dr. Geoff Ramin 醫生來港作我們第一及第二屆導師，因 Care Flight 的工作性質和我們的較近，而 Geoff 當時只收取友情價，每次 5000 澳元。

Geoff 實戰經驗豐富，知識、智慧、技術全備。回想他的教學方式和內容仍覺津津有味，尤其是在狹窄機艙裏作氣管插管的技術，真是令人心服口服。

飛行醫生正式起飛

2000 年 1 月第一批學員進行醫療技術培訓，到 2000 年 10 月政府飛行服務隊召開了記者招待會，正式宣告飛行醫生服務開始，AMO 終於起飛了。我在澳洲時在心田埋下的種子，在香港發芽生長了。開始時，一羣熱血的 AMO 努力地學習和工作，從沒怨言，但漸漸發覺在有醫無護的情況下，工作艱辛，事倍功半。一羣熱心的飛行護士於是順理成章地出現了，在發哥、哈哥和潘 Sir 的帶領下，且得到畢耀明總監的支持，2001 年飛行護士（Air Medical Nursing Officer, AMNO）隊伍也加入服務，現今政府飛行服務隊輔助飛行醫療隊的隊伍模式，至此得以最終確立。

自此，我便以孩子的情懷開始投入本港的飛行醫療工作。

飛行醫生搜救紀實

郭永康

"嗚嗚⋯⋯嗚嗚⋯⋯"控制室外的警號一直鳴叫着，隨着紅色警示燈閃亮起"搜索與拯救"（Search and rescue, SAR）的訊號。

搜救隊員瞬間聚集在控制室內。

"一名行山人士在西貢長咀一處山坡上扭傷足踝，"控制員把剛收集到的訊息向隊員傳達，"動彈不得，要求協助。"跟着展示出求助人士所處地點、情況、服飾、聯絡電話、已接受的治理等資料。小組隊長隨即在巨型掛牆地圖上標示了目的地，計劃搜救。

上山下海的拯救工作

搜索及拯救行動是政府飛行服務隊的其中一項主要職責，職責範圍雖然涵蓋大部分南中國海，但主要集中在香港周圍 400 海浬以內的水域。尤其在週末與假日，大批市民湧往市郊山頭或附近水域，享受郊遊樂趣，不時有因準備不足或樂極忘形而導致的事故發生，需要飛行隊空中救援服務。飛行服務隊的 AS332 L2 超級美洲豹直升機及 EC155 B1 海豚直升機，經常會在黎明或黑夜時分奉召搜索迷途或受傷的旅行人士。這些拯救工作，有時還要在新界的高山險嶺、交通不便的地區或離島各處，用吊升（Winching）方法進行，而且往往是在天氣惡劣的情況下展開。

自 2000 年起，飛行服務隊聯同醫院管理局及香港急症科醫學院持續擴展飛行醫生計劃，目標是提高對市民的緊急空中醫療服務質素。計劃招募了義務醫生（AMO）和護士（AMNO）為傷病者進行專業的創傷治療或緊急護理，使飛行服務隊的空中救護服務在搜索與拯救及緊急運送兩方面的工作達到最高運作效率，同時亦向運送途中的傷病者提供即時及專業的醫療護理。

　　要成為計劃中的一員，除了具有本身的醫療或護理專業資格外，亦要接受空中醫療課程、直升機安全及航空緊急事故程序的特別訓練。經成功考核及面試後，才可穿上深綠色制服，胸前掛上飛行徽章，在星期五至星期一及其他公眾假日，到位於赤鱲角機場邊陲的飛行隊基地當值。

　　時至今天，計劃已發展成數十人的志願團隊，他們除了在最前線接觸病人、處理傷患外，亦開始進行教學及研究，目的為提升飛行隊本身正職空勤主任的緊急即時醫療處理，及空中運送醫療護理知識和技術，希望達致護理人員（Paramedic）的水平。同時亦可根據多年來行動中收集的數據，經整理後指出香港航空急救因本身地理環境、傷患模式等與其他地方的不同，與外地作學術交流，亦可向有關部門提供意見，希望能在特定方面作出改善，完善社會的醫療系統。

搜索的困難

　　在一千多公尺高的航程上，飛行醫生與飛行護士心裏推演着怎樣固定足踝受傷的傷者，怎樣把他搬到機上。若直升機可以找到平坦地方着

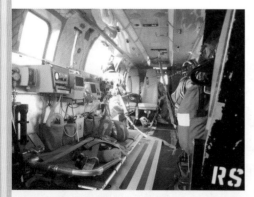

在搜索與拯救任務中，空勤員打開直升機兩側艙門，以目視方式搜索目標。

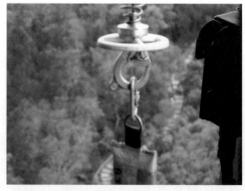

政府飛行服務隊救援直升機上作吊升之用的設備。

陸便好辦，只需兩、三個人便可搬動傷者，或需要一位專責"抬大腳"的；但若直升機不能着陸，便需要離地吊升傷者，當中有很多考慮，固定夾板是否需要加固，以防吊升中途鬆脫？是否需要先給予止痛藥？口服可以嗎？還是情況嚴重要作肌肉注射？傷者有否藥物過敏……

直升機在長咀上空盤旋，空勤與醫護們在機身兩邊聚精會神地往下目測，搜尋傷者位置。通訊員傳來更多資料："傷者獨自一人從蚺蛇尖下來往長咀，在中途扭傷。傷者穿着迷彩外套，帶着綠色背包，電話是9763……"

西貢沒有巨型野生動物，長咀不見得有特別的候鳥駐紮，幹嘛傷者要穿成像著名的英國廣播公司野生動物電視節目主持人及製作人大衛愛登堡（David Attenborough）一般，還要獨個兒行動，這對搜索不啻是個莫大的挑戰。大伙兒心裏嘀咕，還是與當事人直接聯絡方為上策。

嘟嘟……嘟嘟……

"喂，我們是直升機，你是否求助者？"

"是呀，是呀。天啊！終於都見到你們了，我在你們下面。"

除了樹叢和一堆堆亂石外，直升機下就是屹立在不遠處的東灣山，看不出有人跡。

"你可否走到露天位置，又或可否指出附近的地標。"

"不能，我的胸口插着一棵樹，動彈不得。我隔壁就是海邊了。"直升機隨即沿海岸邊飛去。

不是扭傷足踝嗎？

"我從蚺蛇尖下來，一過東灣山就扭傷左足踝。又痛又腫，不能再走，唯有求救。"傷者邊喘邊說："心想救援一時三刻都不會到來，山路又熱又曬，便拖着身子一瘸一拐地走到樹叢下陰涼處。怎知一腳踏空，卻從上滾下來了，不知怎的撞上一棵樹，右胸插入了樹枝，說來痛得要命。"

找到了！空勤主任指着崖邊的一堆矮樹叢，當中露出了一條腿，不斷踢着。

直升機飛近巡視，隊員們一邊勘察地形，一邊籌劃着拯救方案。地勢崎嶇不平，加上大石與矮叢，着陸不是可行的選擇。考慮的是怎樣吊下拯救人員及吊回傷者到機上，要避開樹叢，避免樹枝纏繞吊索，和因螺旋槳打起的強風颳起碎物撞回機身。最後決定在離傷者樹叢約 20 米的一個小丘吊下空勤主任，作實地評估。

"休斯頓（地面上的空勤主任呼喚直升機的暗號），我們這裏有點問題。"

先遣部隊示意增援，第二批吊下的是飛行醫生和護士，以及一個重達十公斤的背包，當中裝了緊急醫療儀器和藥品。就這樣，我們"將急症室送到病人的身邊"。這是飛行服務隊志願空中醫療隊的服務理念。

即時的診治判斷

觀察現場，卻不是空勤主任口中的有一點問題，而是一個大難題。傷者靠左臥着，上身埋在矮叢中，露出雙眼及不斷喘氣的口，而左手卻緊緊抓着綠色背包。臉上滿是汗水，不知是天氣太熱，傷口太痛，還是氣氛太緊張的原故。左足踝比右面的大了兩個尺碼，左腳像剛與右腳吵過一場架似的，腳背對內而腳底向外地扭曲起來，雖然沒有明顯傷口，説不定有骨折（Fracture），也可能有脫臼（Dislocation）。更甚的是把樹叢撥開後，發現其中一枝分枝緊緊插在傷者的右胸下方，雖沒有大量出血，但卻看不出插入的深度。相比之下，臉、頸部及其他肢體的擦傷和磨損都顯得微不足道。

醫護及空勤第一時間進行緊急程序，供氧、上護頸套、檢查維生指數、打點滴、取病歷、打止痛針、固定傷肢等，同時亦不斷思考怎樣將傷者擺脫樹叢的纏繞。經小心檢視樹枝後，醫生提議用刀子截枝。

傷者即時滿面佈滿黃豆般大的汗水和淚水，哀鳴着説："醫生，那條腿不是那麼差吧？不用截肢這麼嚴重呀。"

"我們要截的是樹枝，不是你的肢，只有這樣才可把你帶走。因為不知道樹枝插入胸口有多深，弄傷了甚麼，現在不能就此拔出來。我們又不能把你連同整棵樹帶走，所以只有將外物切短，到了醫院還要動手術把它弄出來。來，我們還有大段路要走。"

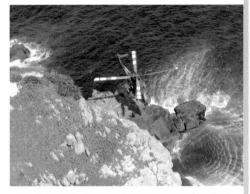

超級美洲豹救援直升機正準備吊升在海岸岩石上待救的傷者。

傷者聽到後，頓時呼了一口氣："走？我的腳這麼腫，怎樣走？"

憑着護士攜帶的那把剛剛才開封的萬用刀，"咔嚓"一聲就把那如一根指頭般粗的樹枝切斷，留下大約十厘米長的樹枝附在胸腔的傷口上。做好固定包紮後，醫護就把注意力放回左足踝。空勤主任亦找來擔架牀，準備移動傷者。

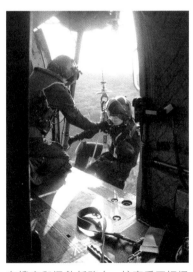

在搜索與拯救任務中，絞車手正把拯救隊員和傷者一同吊升回直升機艙內。

醫生托着受傷的足踝，對着呼呼喊痛的傷者玩他的小把戲："現在想看看你的傷處，得把鞋子脫下。不要再喊了。甚麼？一丁點不舒服肯定是有的，但少少苦楚等於激勵嘛……"

口像唸佛偈般地喃喃而言，雙手"啪"的一聲便把脫臼復位，傷者頓時又舒出另一口大氣。左腳終於可以和右腳並排而列，腫脹雖然不會即時消退，但相比之前，就像是個洩了氣的皮球。

接着大家迅速地把傷者安頓在擔架牀上，抬離樹叢，返回着地的小丘，等待直升機吊回機艙。

機艙內節外生枝

返回機艙內，立即替傷者接駁監察儀器，一切指數正常，傷者面色漸轉紅潤，但仍緊張兮兮地抱着綠色背包。背包底部割開了一個大洞，露出了一大節樹枝，莫非他想把曾經與生共死的植物帶回家作紀念？

醫生的靴邊不知何時出現了一枝十多厘米長的樹枝，在郊野搜救行動後機艙帶有樹葉、樹枝、砂石等碎物是正常不過的。畢竟，螺旋槳打下的氣流能把整部直升機升起，要把碎物吹入機艙亦非難事。但是這樹枝的切口為甚麼這麼平滑，好像剛被利刀削過一樣。

一想到此，醫生立即撲向傷者，掀起右胸的紗布。

不見了！原先安穩地躺在胸口的樹枝不見了。留下一個指頭般的缺口，感覺像是黑洞一樣深，隨着傷者呼吸發出嘶嘶鳴叫──來自黑洞的笑聲，傷者與醫生面面相覷。

開放性氣胸（Open pneumothorax）！搞不好會導致壓力性氣胸（Tension pneumothorax），能致命的，尤其是在飛行中。醫生立即為傷者戴上高氧流面罩，再打翻醫療背包，希望找出艾氏文胸封（Asherman chest seal）。可惜把全部

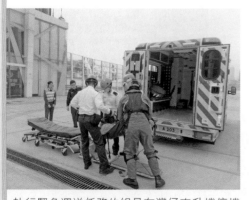

執行緊急運送任務的組員在灣仔直升機停機坪，把病人移交消防處救護員。

東西倒出來，仍找不到胸封。

　　機長表示還有四分鐘就可降落東區醫院停機坪，放置胸腔引流管（Chest drain）已不夠時間了，唯有用三邊封紗布方法（3-side seal），作一個臨時的單向閥門，在傷者呼氣時排出胸腔的空氣，在吸氣時阻擋空氣由胸部傷口進入胸腔。

　　隨着一切處理妥當，直升機亦徐徐降落。停機坪外醫院同儕亦一早在守候，準備接手照料傷者。

　　航空醫療與傳統醫院內工作不同之處，除了更能體驗梅菲定律（Murphy's law）的威力外，就像朱古力蛋內的玩具一樣，永遠充滿新奇、刺激和意想不到。

　　更難以猜測的是兩週後，飛行服務隊致電醫生，轉述警方要求醫生撰寫傷者的醫療報告，並要求就當天情況錄取口供。經調查後發現，該名傷者並非郊遊人士，乃是非法入境者，他乘坐木船在西貢岸邊登陸，目的是偷取野生羅漢松返回原居地販賣。怎料失足扭傷足踝，繼而掉下山坡，被樹枝弄傷胸肺，經搶救後由直升機送往醫院，手術後留院一星期。警方在疑犯隨身背包搜出羅漢松，在警誡下承認犯案，現正由警方看守，準備下週上庭受審。

飛行護士的單獨拯救任務

林啟昌

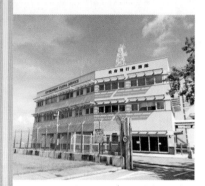

位於赤鱲角香港國際機場跑道末端旁的政府飛行服務隊總部。

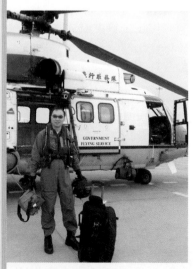

政府飛行服務隊飛行護士的全套隨身裝備。

一如既往，每逢星期六都是我們最繁忙的日子。已經是下午五時了，我的拍檔正在處理一宗山嶺搜救案件。此時，我和飛行醫生正趕赴另一宗山澗意外，傷者據報是一名頭部受傷的女性。

到達現場時，由於傷者位置在山谷內，而我們機組總共有八人在機艙內，直升機作空中垂吊會有一定風險，因此機師決定把我和另外兩名民安隊隊員先放下到對開的海邊，減輕重量後再去拯救那名傷者。同時，另外一架直升機飛來將我們三人運回政府飛行服務隊基地。

回到基地控制室已是五時半了，當正在跟進拍檔們處理中的拯救時，電話又再響起，是一宗空中救護服務（Casevac）的請求。南丫島診所報稱一名 70 歲婦人在浴室中突然暈倒，沒有呼吸心跳，現在正進行心肺復甦，要求緊急送院（A+ Call）。

問題來了。我們飛行醫療隊有兩套完整的裝備，正分別在我兩位拍檔的直升機內，手頭上沒有另一袋備用裝備。由於情況危急，我立即跑去 Room 109（醫療人員當值室）的藥櫃取走必須的急救藥物，之後再跑到裝備倉，取走所需的醫療裝備後，立即登上 AS332 L2 超級美洲豹中型救援直升機趕赴現場。

接近六時，我們在南丫島直升機機坪（Helipad）降落後，門一打開，便帶同裝備立即跑去正在等候的救護車。到達時，只見該名婦人已被運落救護車旁，救護員正在施行心肺復甦，家人則站在旁邊，憂心忡忡。眼見天色漸黑，心知道必須在十分鐘內離開。

關鍵的十分鐘

我一方面着令救護員繼續進行心肺復甦術，同時詢問簡單病歷、事發經過、藥物過敏史等，並開始進一步的急救程序。首先檢查頸動脈（Carotid artery）的脈搏以確保心外壓有效，並立即接駁自動體外心臟除顫機（Automated External Defibrillator, AED），檢查有否出現危害生命的心律不齊（Arrhythmia），必要時可迅速作出電擊。之後便為病人進行靜脈輸液，並且注射第一劑"強心針"（Adrenaline）。此時，我的唯一拍檔空勤主任已預備好擔架位置，可隨時替病人過牀。我看一看手錶，只用了五分鐘，便決定為病人插入氣管內導管（Endotracheal tube, ET tube），確保氣道暢通才上機。幸運地插喉的過程很順利。接着，我們將病人過牀，連同兩名家人，趕回直升機，沿途繼續施行心肺復甦。一關上機艙門，再看一看手錶，總共花了 10 分鐘。

我們要將病人送去東區醫院，機程大約 12 分鐘，但挑戰來了，因全程只得我和空勤主任兩個人，卻要兼顧很多工序。一開始，我要單人進行心外壓及人工呼吸，並且監察自動除顫機的心電圖圖形，因為在機艙的嘈雜環境內，它的發聲警示裝置不能發揮應有的作用。我的拍檔則要完成起飛程序後才可接手替病人心外壓，之後我便將氣喉接上呼吸機（Mechanical ventilator），並開始注射第二劑"強心針"。在短短的十分鐘旅程，我和拍檔在狹窄的環境裏，一方面監察儀器表上的讀數，另一方面每兩分鐘交換位置繼續心外壓。

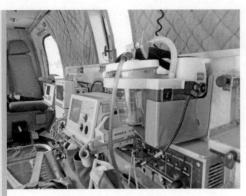
直升機機艙內的醫療儀器和設施。

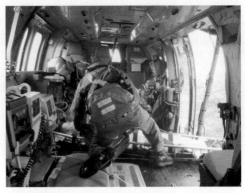
搜救任務中，病人從地面以吊升方式被送進直升機機艙。

很快便要預備降落到東區醫院大樓頂層的停機坪，由於飛行服務隊控制室已預早通知急症室預備，所以醫生、護士早已在天台等候。正當打開機艙門準備運出病人之際，我看見心電圖出現"正常心跳"，我立即叫停並檢查頸動脈，感到搏動，我不禁向附在頭盔上的通訊器連叫了兩次"I got the pulse!"

此時心中有莫明的興奮，之後繼續進行人工呼吸，將病人交與急症室醫護人員，然後帶着那一點成功感，坐回座位，關上機艙門，飛返基地。

引擎熄滅後，機師、空勤主任和我互相在通訊器內簡單互道一句"多謝"，作為這次任務的總結！之後補充醫療用品，輸入電子報告後已是七時許，可以下班了。

翌日，我致電東區醫院跟進病人的狀況，得知她在急症室內心跳又一再停止，經搶救後送往深切治療部，延至晚上約九時三十分不治，當時所有家人陪伴在側。

把急症室帶到現場

這些院前急救護理工作是急症科有別於其他專科的一大特色，我們將急症室帶到現場，希望能盡早讓傷患者得到適切的治療。但能夠做到這一點，有賴於急症科特有的訓練、經驗、態度與及機艙資源管理原則的貫切。在急症室工作有別於病房，沒有常規工作，病人也不是特定專科，更沒有年齡限制。任何時間都可以遇到不同年齡、任何專科的急症，當中有些徵狀很明顯，有些則本來是由於另外一些申訴來求診，經檢查後才發現相關的急症。長期在這種特殊及多變的環境下工作，令我們這羣急症科護士的觸覺變得較敏銳，詢問病歷病史時會較多疑，檢查傷患的技巧亦變得熟練，在突如其來的壓力下工作仍能保持思路清晰。

模擬訓練與團隊精神

在訓練方面，急症科很早期已引入先進國家採用的專題密集式訓練課程，將有關的理論知識、技術配合模擬情境訓練。此等訓練能有效地讓急症科護士掌握隨時隨地可應用於臨床工作上的技能。在這次任務中，雖然一開始只有自己一個飛行護士，亦沒有常規裝備在身，但腦海中很快便浮現將會出現的模擬情景，將正常由二至三名醫護進行的高級生命支援術 (ACLS) 之程序，改由一個人施行，在藥物櫃及器材倉內依計劃預備所需物品。

趕赴現場途中再一次根據預算的程序把物品及藥物分成先後次序，分別放在不同的褲袋內，方便施救時有序取出，並且把將會使用的維生儀器如呼吸機、心電圖監察儀等預先調校妥當。與此同時，我向拍檔及機師簡述救急計劃，讓他們預知我所需的時間及行動，以作配合。但這次任務的成功，除了我們的急救技術外，團隊合作是最關鍵的要素。通過機艙資源管理的概念，當中包括消除階級觀念的扁平式工作環境、訂立共同目標、評估危機、相互監察、肯言及有效溝通等方式去建立團隊合作精神。

在飛行服務隊，透過平時的訓練及行動，由上而下各級貫徹執行，才能將這種思維深化鞏固，形成隊內文化。雖然這次任務最終不能救回病人生命，但能夠替她延續一些時間，好讓家人能從離島趕到醫院與病人道別，這對家人及婆婆來說，相信可帶來一點安慰吧！也為我們這次拯救任務畫上完滿的句號。

他們眼中的海外救援

一、從汶川大地震説起　　　鍾浩然

"醫管局正組建一支三人醫療隊，盡快趕赴災區執行人道救援任務。鍾醫生你是本月的輪值醫生，你是否願意加入？"電話筒傳出急速低沉的聲線，像是對方抑壓在胸膛很久的念頭，透過電話筒的小孔盡情地釋放出來。

2008 年 5 月 12 日下午 2 時 28 分，四川省汶川縣發生黎克特制 8.0 級強烈地震，大半個亞洲都可以感受到猛烈的震動。萬千廣廈頓時變作瓦礫，眾多家庭瞬間分崩離析，無數生命頃刻停止脈動。巨災過後，劫後餘生者孤苦無助，哀鴻遍野。

地震翌日清晨，那通緊急電話把我從睡夢中驚醒。由於我是醫管局海外醫療支援隊（HAOMST）的其中一名成員，他們便找上了我。國難當前，當仁不讓，我顧不上危險便一口應允，唯有把擔驚受怕的權利毫不吝惜地轉讓給家裏的人。當天和另外兩名護士已準備就緒，待命在家苦候當局的批文，隨時起程赴四川災區。從後因當局評估災區危險混亂，擔心醫療隊的自身安全而取消任務。

追本溯源，2004 年台灣九份發生導致港人 5 死 33 傷的嚴重車禍，香港政府首次派出由醫管局轄下急症室醫護人員臨時組成的醫療隊，前往當地協助救援受傷港人。事後檢討認為本港需要成立一隊常設的海外醫療支援隊，以便日後港人在外地遭遇羣體性意外時，能迅速調動合適的醫療物資，和派遣擁有豐富急救經驗、能在惡劣環境中獨立完成搶救工作的隊員前往支援。經過當局周詳的考慮，最終審定急症室醫護人員為履行該等職責的最佳人選。從那時起，醫管局海外醫療支援隊先後參與了 2004 年南亞海嘯、2006 年埃及旅行團奪命車禍、2010 年馬尼拉人質屠殺事件，以及 2013 年埃及樂蜀熱氣球爆炸意外後的救援工作。

　　醫管局海外醫療支援隊現時由約 40 名醫生和護士組成，成員全部來自醫管局轄下的急症室，均為資歷深厚的中、高級醫護人員，以每月輪班形式隨時候命。支援隊平常以醫生和護士兩人為一組，每次派遣一組執勤，聯同政府其他部門的代表前往事發地區。每組人員任務期限為一星期，若一星期任期屆滿而救援任務尚未完結，則由另一組隊員飛往當地輪替。本港居民若在海外發生羣體性意外而需要醫療上的支援，經政府當局和醫管局磋商後認為事態嚴重，合符派遣海外醫療支援隊的條件，該月擔任值勤任務的醫生和護士，便會接獲委派命令，即時放下急症室的日常工作，立刻整理個人行裝及救護設備，盡快起程履行職務。有時

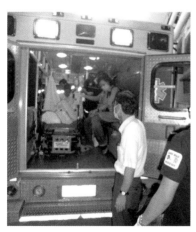

瑪麗醫院急症室前部門主管唐漢軍醫生，在馬尼拉人質事件中護送傷者往機場返港。

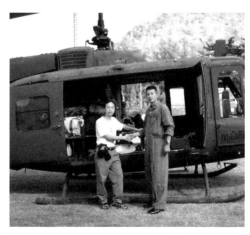

海外醫療支援隊成員劉炳發護士在南亞海嘯中，與參與救援的泰國軍方直升機組員合照。

候，甚至要在接獲命令後數小時之內，就得趕往機場，與包括警方和入境事務處在內的其他政府部門代表會合，進行出發前的會議，聽取事件的簡報，確立任務的分工。然後一同登機，飛往遙遠的國度，聯合展開跨部門海外救援任務。

二、汶川地震　痛心疾首　　　劉炳發

2008 年 5 月 12 日是國際護士節，身為護士的我當然心情愉快。當天參與了一連串的慶祝活動，直至傍晚收看電視新聞才得知在下午 2 時 28 分，四川省的汶川發生特大地震，造成巨大災難，即時黯然神傷。那時剛接受電台直播訪問，乘地鐵回家途中。當時的訪問內容不停在腦海盤旋，我曾經這麼說："有人的地方，就需要護士，那怕是北極，是月球，還是火星……"

接着數天，我不能安睡，不少素未謀面、滿腔熱誠的同業來電，希望我能組織他們前往四川參與救災工作。我自己也很希望能盡快趕往災場，盡己之綿力，協助拯救生命。正在張羅之際，接到當局通知要派醫療隊伍到成都四川大學華西醫院，參與抗震救災工作，我是其中一名隊員。那次是我第四次到香港境外執行危難緩解的任務，而是次我的角色與過往有所不同，除了是急症科護士外，更要充當醫療隊伍的統籌助理，作大家的褓姆。

華西醫院是一間規模龐大的國家級醫院。全院有四千三百多張病牀，可同時進行 60 台手術，而各科的臨床操作和病室管理都很有規範，能參與其中，委實是一次難得的學習機會。而我們的醫療隊伍亦旗鼓相當，在十多天的支持行動中，合共派遣了五十多位來自不同專科領域或專職的資深醫療員工，當中包括急症科、骨科、麻醉科、深切治療科、手術

室、消毒物品供應組、感染控制、物理治療、義肢和膳食安全等職系的同事，希望能全面地參與傷者的治療和復康工作。

救援工作是持久和全方位的，要靠工作人員和傷患本身共同努力才能取得成功。首先傷者本身的求生意志至為重要，在嚴重創傷和缺糧缺水的情況下掙扎求存。其次是在災場一線救援的人員本着不辭勞苦、排除萬難、永不放棄的精神，才能成功救出劫後餘生者。接着就是醫院裏的工作人員，他們肩負重任，要為倖存的傷者提供適切的治療，讓他們可以早日康復，重獲新生。因此，除香港外，全國多個省市派遣了很多醫護和相關職系的專業人員合共二百多人到華西醫院提供協助。而在急診科，我就跟來自天津和日本的救援人員有過緊密的合作。雖然我們來自不同的地區或國家，但都抱着同一個信念，全力以赴，緊守崗位，各盡所能為救治傷者而努力。

一天，有一位羌族婦人連同其 11 歲兒子被救護車送到華西醫院的急診科。我協助分診時察覺小夥子雖然要臥牀，但精神抖擻，而其沒有受傷的母親陪伴在側，面色蒼白，神情疲倦和滿面愁容。細問之下才知道小朋友在地震時給塌下的天花板壓着腰部，良久才被救出。其母在趕往學校途中，心想要是他遇難了，自己也活不下來。母子之情，不言而喻。可幸她的兒子逃過一劫，但受創後下肢活動不良，在山區醫院住了數天，那天才被送到成都。從偏遠山區到成都要走六、七小時，當中需要轉乘直升機和救護車。原來這位婦人自出娘胎以來首次乘坐汽車和飛機，她到達醫院後出現暈車徵狀，加上還未進食午餐，所以相當辛苦。在石屎森林中長大的我，怎能想像有人在年近四十，才有機會首次乘搭汽車和飛機呢？我開始懷疑自己是否真正明白她的感受。由於她不是傷患，也不是病人，亦不敢向陌生人求助，我就給她送上我自己的隨身糖果和餅乾讓她充飢。稍事休息後，婦人很快便恢復過來了。

在急診室裏幫忙了數天，穿插於傷患羣中，委實遇上了不少令人心酸的個案，但每當知道有生還者被救出送來，整個急診科的人員馬上又雀躍起來，鬥志高昂，作好準備，為治理下一位傷患繼續戰鬥。

此外，我亦踏出華西醫院，到德陽的漢旺鎮實地了解災情。步入災場，只見處處頹垣敗瓦，滿目瘡痍，慘不忍睹。震撼心弦的，不是那些半歪不倒的房屋，而是那堅強不屈、屹立不倒的鐘樓，它見證着令無數同胞生靈塗炭、家園盡毀的魔鬼催命時刻。被震壞了的指針，停留在 2 時28 分。它彷彿把時間凝固了，也替受難同胞，對苦苦相迫的厄運作出控訴。

那個難忘的護士節，這麼特別的 2008 年，我永遠也不會忘記！

三、埃及樂蜀熱氣球高空爆炸意外　　　林啟昌

在 2013 年 2 月尾某日，從電視新聞中得知在埃及樂蜀（Luxor）發生了熱氣球高空爆炸意外。事件中 19 名死者當中，有 9 名來自香港。此時，看一看枱頭日曆，察覺我是該月醫管局海外支援隊的 "First Call"，這時心理上已有所準備。

約下午六時，正在回家途中，傳呼機響起，醫管局緊急事故協調中心召喚需要在午夜上機，前往當地支援事故中的港人，但確實航班未定。於是趕回家吃飯後，立即執拾必要裝備及個人物品。約八時半，總辦事處通知航班確定為午夜十二時半，需要十一時前到達機場，會合其他醫管局海外支援隊的組員及入境事務處的同事，與死傷者家屬一同出發往樂蜀。

自從 2004 年參與台灣九份車禍開始，到南亞海嘯巨災，至今次遠赴埃及，每次支援任務的重點都有所不同。台灣那一次，我的主要任務是與隊員將傷者運送返港，沿途護理。在泰國那次，主要任務是跟進在當

地留醫港人的狀況及提供協助。但今次的任務卻是另一項新挑戰。

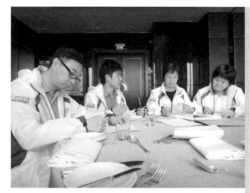

埃及樂蜀事件中的海外醫療支援隊正進行小組工作彙報。

首先，一開始我們不知道死者來自多少個家庭，亦不知道當地其他港人傷者的情況及所分佈的醫院，因這些都是我們計劃工作的策略及分工要素。在機場會合了入境處同事後，從簡報中得知是次意外沒有傷者，但確實共有九名港人遇難，分別來自四個家庭。這刻我們有了較清晰的目標，重點是哀傷輔導，協助辦認死者手續及安排遺體盡快回港。這次醫管局的領隊是總部臨床心理學家主管，聯同另外兩名心理學家及我本人，我們每人分別照顧一個家庭。上機後，我們已立即開始工作，從入境處同事手中取得同行家屬與死者包括年齡、性別及關係等資料，這些都是極重要的資料。之後，我們在機上已開始接觸家屬，介紹自己並與他們建立互信。

經過約 10 小時航程後，我們一行到達多哈，有另外 6 小時等候轉機。在當地職員協助下，我們分別與各家庭會面，了解他們個別的需要及情緒的變化。最後，我們召開四人小組會議，總結各個家庭狀況及策劃下一次會面的目標、重點及策略，直至當地晚上十一時半我終於回到酒店房間。屈指一算，已連續工作超過 24 小時。

第二天，我們在樂蜀與當地中國領事會面，得知死者遺體分別與其他國籍遇難者遺體存放在四間醫院，並正在等候有關方面批准認領遺體。接着的兩天，我們分別在早、晚與家屬會面進行輔導，疏導他們的情緒。為了方便準確認領遺體，我們在家人同意下，分別從各死者有關的社交媒體上及家人攜帶的電子裝置中下載個人相片資料到我的平板電腦中，並根據家屬提供各名死者的體型、特徵、髮型及衣着等，歸納及記錄。第二天晚上約八時，突然收到通知認領遺體的文件已批出，在中國大使館職員的協助下，我們立即趕往各醫院。

為了減少家屬辨別遺體的次數，我們決定每次由我先辨認各遺體的衣着及特徵，再核對平板電腦中的資料後，才帶領有可能的家屬入內辨認。幸好這個方法奏效，他們通常可於第一或第二次辨認過程中已確認家人。我是唯一一個辨認所有遺體的人，但這的確可減少他們的傷痛。早上八時，我們一干人等拖着疲倦的身軀回到酒店。噢！又另外一次 24 小時工作了。

當完成所有程序後，家屬心情趨於平復，而我們亦分階段回港。第五天，我和另一位心理學家先行回港。臨行時，我和由我照顧的家屬擁抱話別，從他們釋懷及感謝的眼神中，我知道這次任務已順利完成了。

境外救援工作經驗分享

劉炳發

在急症科工作二十多年，曾遇見悲歡生死無數，最為觸動人心的，還是過去十年發生在香港境外牽涉港人的不幸事件。危機處理向來是急症科的杯中茶，各公營醫院的急症科都具備多套應變計劃和預案，應付不同種類的危及公共健康的突發情況。為滿足社會發展和公眾期望，針對境外救援的需求，相關的應變計劃和運作機制亦應運而生，並隨着經驗累積不斷更新改善，以切合新的形勢。

當境外有大量香港市民遇上危難，特區政府會要求公立醫院派遣醫護人員加入政府的支援隊伍，一同前往災場協助有需要的港人。下列為一些曾被廣泛報道的事故，而我也參與了部分的境外救援工作。

- 2004 年 10 月，香港旅行團的旅遊車在台灣失事，死傷數十人。
- 2004 年 12 月，南亞地區海嘯，數十萬人受災。
- 2006 年 1 月，香港旅行團的旅遊車在埃及翻側，數十人傷亡。
- 2008 年 5 月，四川省汶川發生特大地震，傷亡慘重。
- 2010 年 8 月，香港旅行團在菲律賓被槍手挾持，多人死傷。

身為急症科護士，能參與這些行動，為有需要的人士紓困，渡過難關，是一件很有意義的事。

隨時候命　刻不容緩

港府下達境外救援行動命令，往往都是在千鈞一髮間作出的決定。記得 2004 年 10 月首次臨危受命，接到通知要緊急飛往台灣協助一批數十名香港旅客回港。他們在台北遊罷九份回程時不幸遇上翻車意外，乘坐的大型旅遊車倒栽在山坡路段，數人當場死亡，重傷的也為數不少。接報後我須於三小時內到達機場，乘坐已安排的航班飛往台北。當時是首次接受如斯緊急的任務，馬上吃過晚飯，梳洗妥當，太太給我備衣物和旅遊證件，就此一去三天。最為急忙的一趟，算是 2010 年前往菲律賓處理港人被槍手挾持的事件。那天晚上正駕車回家途中接到上司來電，說當晚很可能要到菲律賓。剛到家門就接到電話要馬上前往機場，航班已安排，不足兩小時後就要起飛。如斯倉促，感覺並不陌生，因為這回已是十年內第五次緊急出國救人，早已訓練有素。馬上拿好證件衣物，二話不說，乘坐計程車直奔機場。說實在的，在家中已慣常存有少量美元現金，以作緊急出國旁身之用。

兵行險着　人命無價

在異地執行救援工作，人生路不熟，理應步步為營，不宜以身犯險。但有些時候，不由得要兵行險着。2004 年南亞海嘯後被派往泰國布吉島救人，我們的隊伍於海嘯發生後數天到達布吉，當局安排了來自世界各國的救援隊伍集中在救災指揮中心，合共有過千名的救援人員，大家馬不停蹄、日以繼夜地工作。由於訊息混亂，我們往往要穿梭於不同的地區指揮部打聽消息，而當局亦安排了當地的義務司機接載我們。可是有一天義載的車子都開走了，剩下一些收費服務的電單車，車子看上去有點破舊，且不見帶有車牌，心想坐這類電單車不知有否保險？由於那是當時唯一的交通工具，只有冒險乘坐外出，絕不能呆在指揮中心等消息，惟有自己小心一點就是了。開車前司機給我一個像玩具模樣的頭盔，還是 Q 版的那種，不過戴上也算是一項基本的安全保障吧。跳上後座，頭也不回，絕塵而去。短短十數分鐘車程驚心動魄，安全到達目的地，付錢後向司機合十道謝，便無他想了。

護士診所　靈活變通

護士的工作，世界各地都有規範。嚴格來説，沒有取得當地的護士認證而進行臨床護理工作是不合法的，但在危急關頭都顧不上了。

2006 年農曆新年期間，有港人旅遊團在埃及翻車造成多人死傷。我們到達埃及後，馬上便奔走於各間醫院探望傷者，亦為傷者與當地醫院作溝通橋樑，向當地醫療人員了解狀況後再向傷者解釋。走訪各傷者時，都得為病人進行快速檢查以確定他們的傷勢，判斷撤離對策。經驗告訴我，很多別國的醫院多不放心讓遊客傷員太早離院，但我們亦明白港人在外地住院的感受，他們大都希望盡快離院回港就醫。此時我們就得走中間路線去解決問題，向傷者作詳細解釋，讓他們有信心自行簽名離院。這樣一來，院方亦免了責任，達至多贏局面。此外，由於當地醫院物資有限，難以借用醫療物品。最後，自己掏腰包在街上的藥店購買了一些敷料，在酒店設立護士診所，為傷者觀察傷勢和換藥。説不定這是香港護理史中的首間護士診所。

團隊出動　八方支援

縱使救援團隊在境外作業，其實並不孤單。每次出動都有香港總部提供各式各樣的後勤支援，如出入境安排、航班預約等，使救援團隊能安心工作，無後顧之憂。另外，最大的動力當然是來自家人的支持和諒解。每次出動，太太和孩子們都很憂心，但又不太敢向我直説，真是難為了他們。記得早期緊急出門，太太給我準備衣物時，問我要去多少天，我就是答不上來。以後的緊急出門，她也不再問這點了。

2006 年大年初三埃及發生涉及港人的車禍，當晚還約好了朋友在家中晚飯團拜，可是晚飯還未吃到一半就要離家遠赴埃及。一如以往，太太純熟地為我準備衣物，可是這次卻猶疑一下了，因為當時香港正值嚴冬，埃及沙漠是何許氣候，卻未可知。更甚的是，據知有部分傷者已被送往德國和法國，未知此行需否轉赴歐洲。太太很聰明，把四季衣裳都給我帶上。在埃及白天炎熱，晚上寒冷，日夜溫差超過 20 度，幸好有所準備不至着涼，全賴太太的先見之明。這是我在境外執行跑風霜工作時的一大支持。

遠赴台灣　緩解危難

2004 年 10 月 18 日，台灣發生一宗嚴重車禍，一輛旅遊車翻倒在下坡道上，導致三十多名香港旅客死傷。我被特區政府委派連夜赴台，了解傷者情況及籌劃撤離安排，更重要的是慰問死傷者家屬。

當晚收到指示，在機場面見了送行的相關局長，亦取得了旅行社和台灣方面的傳真資料。航機在晚上 10 時 55 分起飛。由於資料不完整，也欠準確，只好見機行事，草擬了不同的撤離方案，亦部署了第二隊救援到台護送傷者回港。

零時十分着陸，火速辦理入境手續後，乘坐陸委會的車輛趕往醫院。風雨交加，夜闌人未靜，雖仍未接觸到傷者，但已開始感受到他們的徬徨無措了。

當抵達首間醫院時已是一時多了。連忙慰問了在手術室門外等候的家屬，便往急症室去。一個四人房間內，臥牀的、坐着的、站着的，不下十人。有的包紮了傷肢，有的面帶血漬，有的衣衫仍附有淤泥。快速地向他們了解傷勢和主訴，詳細逐一分析解說，慰問言語不在話下。他們傷勢不重，但由於有家人不幸身亡，情緒較為激動。眾人滿面愁容，熱淚盈眶，惶恐的愁緒彌漫房間，自己的鼻子也酸了。

無奈不能久留，馬上要趕往基隆長庚醫院，探望從香港趕來善後的家屬。當中一位先生，子女死的死，傷的傷，故傷心欲絕，悲慟頓足。另外一位女士雖傷勢不重，但一臉凝重，細問下才知道她的兩位妹妹不幸遇難，剎那間鼻子又是一酸，但馬上收拾心情向她問好。多談了一會，又趕往深切治療部探望一名頸椎受傷的女士，病人已經插管不能說話，神智也不大清醒，我就在病房門外與他從香港趕來的家人傾談，與他們仔細分析了手術、治療和運送回港的風險。

　　已是凌晨四時多了，草草起了個便條傳真回港簡報最新情況。馬上又要連夜兼程趕往第三間醫院。黑夜裏風雨未息，心情依然沉重。瑞芳礦工醫院地點偏遠，是一間較為周邊的醫院。院方提供了房間給傷者休息，推門驟見十多人擠在一間四人病房內，有些兩、三人共睡一牀，有些帶着頸托坐着，有些倒頭大睡，有些坐立不安，真不知從何入手。一一問候了解，發覺他們全都傷勢輕微，但夜深了不便返回酒店休息，又是一家人，於是都擠在這房間裏，互相關懷，互相支持。雖然三院眾人傷勢各異，但都有一共同的意欲，就是盡快返回香港。見過了當地醫師，進一步掌握各人的情況，當下決定，大部分傷者都適宜乘坐民航機返回香港作跟進治理。

　　剛離開病房，傳媒的米高風馬上送到嘴邊，攝影機就在跟前。在不能推搪下簡單地說了幾句，記者們一鬨而散，頓時安靜多了。已是早上七時了，此時身心俱疲。慈善團體送來一些食物，早餐雖然簡單，但此時此刻，一杯熱荳漿、一件暖手的葱油餅，裹腹之餘也送上了關懷和溫暖。

　　忽然電話鈴聲劃破靜寂，原來剛才頸椎傷者的主治醫師建議要先動手術固定傷處，才適合運送回港。她的家屬很想我們直接和該位醫師面談。又是一小時的車程，跑回基隆醫院，見了醫師，亦親自接觸病人，協助家屬達致共識，先接受手術，若術後穩定便馬上回港。

　　中午過後，收到港府訊息，已安排了機位在當天晚上接送傷者回港。雖然還有半天光景，但也不敢怠慢，再次穿梭各醫院，與當地護士緊密聯繫，打點一切，諸如藥物、X 光片、轉介函件，甚至是後備尿袋等等，鉅細無遺，一一辦妥。

　　傍晚時候，護送了重傷者到機場登機，在航機上把病人概況和一切有關物品交付到台的第二批醫生和護士。與病人道別後離開航機，重新整理傷者名單後才回酒店休息。到達酒店已是晚上十一時了，胡亂吃了

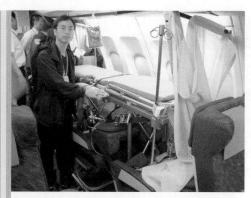

在航機上準備護送病人回港用的醫療器材。

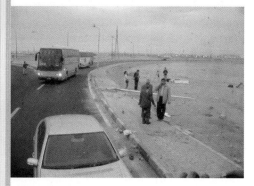

在埃及翻車現場被壓毀了的燈柱，見證了意外的發生過程。

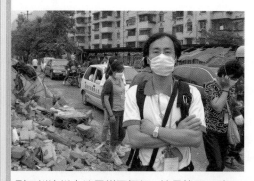

到四川汶川大地震災區探望，情景慘不忍睹。

點東西，匆忙地梳洗了疲乏的身軀，便沉沉昏睡了八小時。

翌日早上再次出發赴院慰問病人和了解最新進展。當天剛巧是其中一個病房的十週年紀念，護士們送上了一些食品和飲料，忙裏偷閒地分享了她們的喜悅後，再次踏上征途，打點各人回港所需。晚上與各傷者和遺體同機返港。抵港後把傷者概況向救護車人員交待了就準備回家，誰知香港傳媒早已嚴陣以待在接機大堂等候，我連忙取得當局的批准，向記者講述了過去兩天的工作和交待了病者的最新進展。

匆匆離家五十多個小時，20 日晚上回到家中已是 11 時了，太太和兒子等着我回來，送上生日蛋糕，令我感到這年的生日特別難忘。

回首這項任務，整個過程充滿挑戰和不明朗的變數，要在短時間內準備行裝出門，又要在陌生的環境下徹夜工作，殊不簡單。處理突如奇來的創傷與情緒波動的患者，就是發揮急症專科知識和技術的時候。臨危受命，又是首次參與境外危難救援工作，務當竭盡所能完成任務。雖然當天下班後還來不及休息，便馬不停蹄、不眠不休地工作至翌日晚上十時，穿梭走訪了三間醫院，面見了三十多名傷者及家屬，深深體會他們的憂忡之情和喪親之痛。"同聲同氣"的深切慰問，令異鄉傷者情緒得到紓緩。辛勞過後，看到了他們由愁眉深鎖變得寬容了，由不知所措變得自主了，我也如釋重負。最難忘的是，一位傷者向我說："我永遠也會記住你！"

南丫海難的現場救援

張健碩

　　我在瑪麗醫院急症室工作了數年時間，個人認為最有意義的是能夠第一時間為危急的病人給予適當的診治，而且診治的工作有時並不只局限於醫院範圍內。在有需要的時候，急症室大夫還會變身成為緊急醫療隊的一份子，在災難現場施予援手。

　　災難事件一宗都太多。回顧本港發生的災難事件，至少有數宗發生在大家歡度佳節的日子裏。1993 年除夕的蘭桂坊人踏人事件導致 23 死66 傷；1998 年農曆大年初三，一輛城巴在灣仔告士打道天橋翻側導致 4死 61 傷；還有最近一宗是本人曾經參與現場救援，最終導致 39 死 92 傷的 2012 年國慶夜南丫島撞船海難事故。

速往災難事故現場

　　跟以往大部分公眾假期一樣，南丫海難的國慶夜我也在急症室當值。當晚未及九時，急症室現場最高負責人高級醫生麥醫生便收到消防處通報，南丫島對開海面發生撞船事故，傷者人數和狀況未明。同事立刻就意識到要為可能的災難事故清場，盡快把診症區各個小隔間內的病人送到合適的病房，以騰出更多空間和人手處理大量正前來的傷者。

　　未幾，醫管局總部當值醫官（HADO）來電，要求瑪麗醫院急症室派出緊急醫療隊到現場協助。我與何護士及楊助理隨即被選定為緊急醫療隊的三人成員，一起穿上螢光救援衣，拉着平日預備好的急救手拉車，戰戰兢兢地坐上消防處安排的救護車前往現場。臨行前，麥醫生給予我們的錦囊是"先喝水和上洗手間"，這實在是我在這數年急症室生涯裏聽到最有用的一句説話。稱得上災場的，就不能期望有隨手可得的飲用水和隨時可用的洗手間。若要為傷者提供最持久的協助，這兩個事前準備動作實在必不可少。

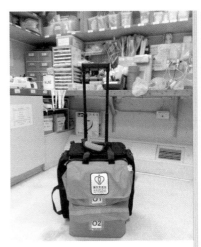

急症室時刻備用的緊急醫療隊急救手拉車。

出發前我們三人都在忙於準備工作，連看新聞的時間也沒有，大家都預料不到將會有甚麼事情發生。在前往災場的救護車車程上，我們終於從手提電話的新聞資訊得知，原來是港燈公司的一艘遊覽船跟一艘港九小輪相撞，估計有大量創傷和遇溺的傷者需要救援。在警方開路下，我們乘坐的救護車很快就到達目的地——鴨脷洲海怡半島的一個碼頭。

甫下車，我們就見到消防處的流動指揮車（MCU）早已停泊在那兒，而我要做的第一件事情就是到指揮車找事故現場的醫療指揮官（MCO）報到。根據跨部門的災難應變緊急預案，當發生重大的災難事故，醫管局總部的當值醫官會指示附近急症室派出醫療指揮官，和一至兩隊緊急醫療隊到現場協助。為免令同一間急症室人手更加緊絀，通常醫療指揮官和緊急醫療隊會由不同的急症室派遣。前者負責監察傷者數目及受傷程度，統籌傷者運送的緩急先後，並時刻向總部彙報最新態勢，及在有需要時要求支援。緊急醫療隊最主要的工作則是迅速為眾多傷者進行現場分流（Field triage），按傷勢的嚴重程度把傷者分為紅、黃、綠、黑四個類別，同時為紅色類別的重傷患者提供必須的急救，以及密切觀察傷者情況，不時重新評估傷勢。由於當晚未有派出醫療指揮官，此角色亦由緊急醫療隊兼任。

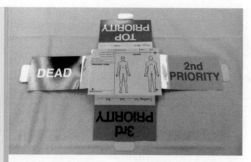

在現場分流制度下，每位災難現場的傷者都獲分配一張顏色摺卡，以標示其傷勢的嚴重程度。

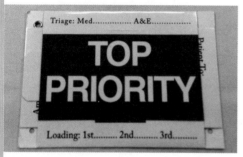

現場分流卡摺起後的正面。"紅色"是最危急的級別，此類傷者有即時生命危險，需要立即在現場急救及優先送院。

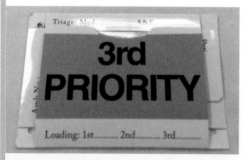

現場分流卡摺起後的正面。"綠色"是最輕微的級別，傷者沒有即時生命危險，一般能夠自由走動，情況相對穩定。

分流的顏色摺卡

災難事故中可能有大量傷者需要處理，在短時間內對醫護服務的需求遠超於最接近的那所急症室的負荷能力。為了令手上僅有的資源能夠拯救最多的生命，緊急醫療隊進行現場分流的目的，是通過把傷者的傷勢分為紅、黃、綠和黑色四類，從而決定傷者送院的優先次序。"紅色"是最危急的級別，此類傷者有即時生命危險，需要立即在現場急救及優先送院。"黃色"級別是緊急，需要盡快接受治療，但未有即時生命危險。"綠色"級別的傷者沒有即時生命危險，一般能夠自由走動，情況相對穩定。此類傷者可以在現場等候一段較長時間，在情況許可下才獲安排送院治理。最後，沒有生命氣息的傷者被界定為"黑色"類別，即是已經死亡或沒有任何存活希望，一般在現場不作搶救，也不用送往醫院。在紅、黃、綠、黑的現場分流制度下，每位傷者都獲分配用透明膠袋封存好的一張顏色摺卡掛在胸前，其所屬類別及顏色會被清楚標示出來。緊急醫療隊需不時為傷者作重新評估，以確保每位傷者都得到合適的治療安排。香港消防處的救護人員一向訓練有素，事發當晚以顏色為傷者分類的步驟，在大部分傷者仍未送抵碼頭前，大致在消防船上已經完成。

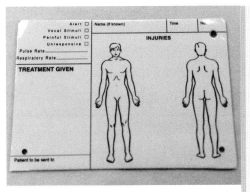

現場分流卡摺起後的背面，能讓醫療隊的成員標示傷勢的位置和狀況。

　　現場所見，碼頭旁一處空地上早已鋪上紅、黃、綠色的墊，亦有已經被分類的傷者坐在屬於自己類別的顏色墊上等候送院。緊急醫療隊上前逐一為現場傷者再作評估，救護員同事亦幫忙送上保暖氈和飲用水，警方則負責找尋失散了的傷者家人和維持秩序。由於是次肇事地點在南丫島對開海面，緊急醫療隊只能在鴨脷洲碼頭等候消防船把傷者一船一船地送上岸，在碼頭現場無人知道下一艘載着傷者的救援船隻何時才會泊岸，大家只能抱着焦急和擔憂的心情等待，希望能第一時間為傷者提供協助。記憶中，當晚前後有不少於十艘消防船和水警輪泊岸，每次把一位至數十位不等的傷者先後送上碼頭。絕大部分傷者上岸時是清醒的，並以沉重的步伐踏上碼頭的石級。他們當中，有人驚魂未定，有人急於查問家人朋友的情況。緊急醫療隊上前表露身分，一一為傷者再作即時傷勢評估，其他救護人員也積極為傷者提供所需的協助。

　　我最記得有兩艘消防船和一艘水警輪先後各把一名重傷者帶到碼頭。

　　這兩艘消防船上的傷者都已昏迷不醒，而且沒有呼吸心跳，被船上的救援人員評為屬於"紅色"傷勢類別，並在船上已經開始為傷者進行心肺復甦法（CPR）搶救。上了碼頭，搶救就馬上由緊急醫療隊接力。在我接手的時候，心外壓已經進行了一段時間。我即時判斷傷者最需要的是

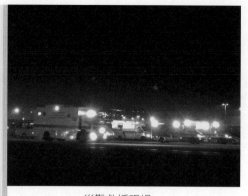
災難救援現場。

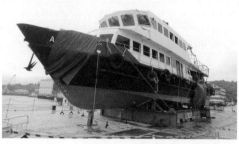
被打撈起來的"南丫四號"殘骸,現今仍被擱置在昂船洲。

一條確保暢通的呼吸道,令心肺復甦法的進行更有效。由於現場外圍圍觀的市民眾多,而碼頭通道極其狹窄,亦無任何障礙物遮擋視線,所以我決定先把傷者送上二十餘米開外的救護車上,才作急救。

即場急救

　　到了車上,我先用真空吸管(Suction catheter)清理傷者呼吸道內的分泌物、食物殘渣及海水,然後插入氣喉到氣管內為傷者保護氣道,及提供氧氣協助呼吸,並隨即指示救護員火速送院搶救。平心而論,這兩位接受心肺復甦法搶救的病人當時已全無生命氣息,插喉時也毋須使用藥物幫助,其實屬於"黑色"傷勢類別。可是考慮到當時現場已沒有其他傷者等候,只剩下單獨一位剛到的遇難者需要即時搶救,為顧及其家屬感受,而且遇溺傷者一般需要更長時間的搶救,所以即使傷者存活的機會十分渺茫,我仍然決定把這兩位傷者判為"紅色"類別,繼續全力搶救。

　　另外一位由水警輪送到碼頭的傷者並沒有上岸,因為這名傷者的頭部和頸部有明顯致命的傷勢，已經被判斷為"黑色"傷勢類別，由緊急醫療隊上船證實其死亡，給予法律上的死亡時間證明，隨後轉送香港仔水警基地進行後續的屍體處理程序。

分送各醫院治理

醫療指揮官的其中一個責任，是與消防處的救護指揮官 (AIO) 協調，把不同顏色類別的傷者按既定比例，分配到附近急症室接受救治，以免所有危急傷者集中在同一間急症室處理。以港島區為例，像律敦治醫院的小型醫院，在首波可以接收兩名"紅色"以及八名"黃色"或"綠色"類別傷者，大型醫院如瑪麗醫院和東區尤德夫人醫院，則可以接收四名"紅色"以及十六名"黃色"或"綠色"類別傷者。在此批數目以外的傷者，送院安排需要由總部與區外其他醫院急症室主管協調決定。由於海難當晚傷者數目眾多，港島區醫院主要負責處理"紅色"和"黃色"類別傷者，"綠色"類別傷者則多被送到九龍區的急症室接受治療。

當晚，緊急醫療隊留守至深夜一時半，經過部門主管與消防處協調後，才乘坐救護車返回瑪麗醫院急症室，並即時向主管彙報現場的救援概況。

香港作為全球最安全的國際大城市之一，必須為市民和到訪旅客的生命安全提供保障，而在重大的災難事故中提供可靠的緊急醫療服務為不可或缺的一環。我以身為急症室一份子而驕傲，因為能夠在這方面出一分力，到現場為最有需要的傷者提供直接支援，絕對是一項崇高的任務和使命。

運動醫學

胡永祥

　　人本為運動而生,然而現代人的生活方式,卻使我們疏於運動,使身體逐漸凋零衰敗。所謂"水停百日生毒,人歇百日生病",正因大眾意識到靜而不動會影響健康,故此各項體育活動正漸受歡迎。

　　對於精英運動員來說,勝負之間只有一線之差。求勝心切的運動員,不惜把自身的體能推至極限,受傷的風險亦隨之提高。為保障選手們於競技場上的安全,同時亦使各級運動員能以最佳狀態上陣,運動醫學便因此應運而生。

香港之運動醫學

　　無論在照顧專業或是業餘運動員方面,運動醫學的發展日趨成熟,並且漸漸構成一個專門的醫學範疇。在香港,縱使有來自不同專科、並且愛好運動的醫生參與運動醫學的發展,然而本地尚未有"運動醫學"的專科註冊類別。有見及此,一羣急症專科醫生特意於急症專科醫學院的架構下,成立了"運動醫學委員會"以發展運動醫學,同時互相分享、交流,對運動的興趣和熱情。

　　運動醫學委員會曾舉辦教育研討會,邀請知名的海外及本地講者分享他們的專業心得。除此之外,委員會亦組織了多項運動醫學的培訓課程,以及在各式各樣的體育賽事中提供醫療支援。無論在欖球賽、鐵人耐力賽、馬術、高爾夫球、羽毛球、游泳和網球等比賽中,均有運動醫學委員會成員的蹤影。其中享負盛名的賽事包括一年一度的樂施會毅行者、香港國際羽毛球邀請賽、香港國際七人欖球賽,以及大型綜合性運動會如 2010 年廣州亞殘運會、2008 年奧運馬術項目及 2009 年東亞運動會等。在此過程中，我們見證了本地各項大型體育賽事的發展與變遷。

在香港，很多體育賽事的規模最初都是很小的，憑着組織者與參與者的熱情和幹勁，有些比賽已成為主要的世界級賽事，例如香港樂施毅行者及香港七人欖球賽。

香港樂施毅行者

香港樂施毅行者原稱"毅行者"，最初是由駐港英軍女皇啹喀電訊團於 1981 年首次舉辦，最初是以考驗英軍耐力及後勤演練而進行的活動。1986 年，該活動已經成為一個專門為尼泊爾有需要人士籌款的慈善活動。隨着駐港英軍於 1996 年起陸續撤離本港，舉辦毅行者的重任便轉到樂施會身上，以後改稱為"樂施毅行者"。繼香港樂施毅行者的空前成功，樂施毅行者活動已拓展到多個國家。至 2014 年為止，樂施毅行者的足跡經已遍佈世界各地共 19 個地方，但毅行全球的步伐仍未止過。

香港樂施毅行者必須以 4 人組成一隊，在 48 小時內，以西貢北潭涌為起點，沿麥理浩徑途步走 100 公里，經過 9 個檢查站，到達終點元朗保良局大棠賽馬會度假營。

自 1996 年起，伊利沙伯醫院的急症室獲邀請提供醫療支援。當時的活動規模尚小，只有約 40 位志願醫護人員負責覆蓋整條路線。時至今天，醫療隊由 250 多名來自香港各間醫院的護士和醫生組成，當中大部分均來自九龍中醫院聯網。有醫療隊伍的支援，等於向參加者提供了一顆定心丸，縱使不幸受傷，在荒山野嶺當中，仍然有專業的醫護人員照顧。

大多數參與者都是都市人，不慣於兩天內連續走 100 公里。他們大多本着為慈善的原因參與，而有些則想挑戰自己。在那 48 小時之內，醫療隊所面對的傷患主要是輕傷，例如腳部起水泡、扭傷腳踝（Ankle sprain）、擦損、膝關節疼痛、肌肉抽筋和疲勞。偶爾會有骨折（Fracture）或脫臼（Dislocation）的情況，而嚴重的心臟問題則甚為罕見。

普遍來說，跑得快的團隊大都訓練有素，而且有許多來自朋友或同事的支援；反之，走得較慢的團隊，不少都缺乏訓練或裝備，他們更需要醫療隊的協助。經過 30 至 40 個小時的不停行走後，許多人開始缺水、身體疲憊、膝蓋疼痛或長出水泡。即使身體不能繼續支撐下去，但在精神上，他們還是想走畢長達 100 公里的旅程。故此，鼓勵其實是最佳的良藥。

每位毅行者都希望能夠走畢全程，即使受傷亦想盡量堅持。因此，能夠在急救帳篷內治理其傷勢，好讓他們繼續旅程，那種成功感實在令人興奮。當然，除了醫學上的治療外，受傷的毅行者亦需要我們心靈上的鼓勵與支持，才令他們有毅力走畢餘下的旅途。從運動醫學角度來看，醫療隊的任務不只是僅僅治療運動損傷，而是更重要的全面護理。

除了照顧運動員外，為確保活動能夠順利進行，管理物資、人手分配、與大會溝通等，也是我們工作的一部分。

香港七人欖球賽

香港七人欖球賽始於 1976 年，最初只有亞洲和太平洋國家參與。隨着欖球賽越來越受歡迎，七人欖球賽已經成為國際級賽事，更會在 2016 年的巴西奧運會首次被列入奧運競賽項目。在世界各地的七人欖球賽之

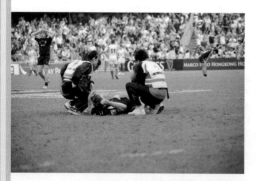
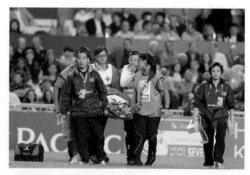

在香港七人欖球賽賽事中提供駐場緊急醫療支援的急症科醫護人員。

中，香港七人欖球賽被視為重要的錦標賽。我們的急症科醫生自 2004 年起，為香港七人欖球賽提供駐場醫療支援。

由於欖球比賽的性質與許多其他運動不同，其受傷率也相對較高。正因如此，不少有志於運動醫學的急症科醫生均有更佳的機會從場邊學習。競技場上的傷患俱為"超急症"，其傷勢於數分鐘之內呈現眼前，而在急症室內遇到的病人，有可能是受傷數小時甚至數天後才求診。運動場並不如醫院般有 X 光或電腦掃描（CT）等檢測儀器，駐場醫生唯有回歸基本，以望聞問切等臨床技巧作出診斷。因此，運動員的"受傷機制"（Mechanism of injury）甚為重要，其受傷的環境及過程，足以影響醫療隊的診斷及治療。而傷員能否回場繼續比賽，均視乎駐場醫生之決定，當中必須考慮其傷勢、身體狀況與及比賽規則等變幻莫測的因素，看似複雜困難，卻甚有挑戰性。

與治療一般病人不同，欖球運動員都雄心壯志、戰意高昂，即使受傷都想繼續比賽。一般病人在受傷後都需要充分休息，而運動員卻一心只想簡單處理好傷勢，便再次回到賽場。駐場醫生就如博弈一樣，在分享勝利的喜悅之前，需要平衡運動員負傷比賽的利弊。

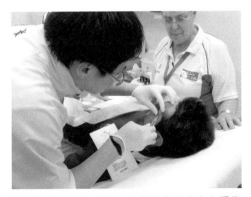

駐場醫護人員在香港七人欖球賽賽事中為受傷球員進行眼部手術。

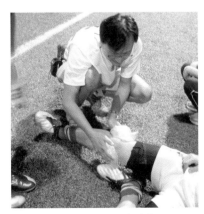

正為受傷球員診治右膝傷患。

記得在一場國際比賽中，一位球員因大面積的角膜擦傷而來到醫療室。鑒於其傷勢可以使他失去雙眼視力，身為駐場醫生，為顧及其個人與其他運動員的安全着想，固然建議他放棄比賽。然而，在休息過後，他逐漸恢復視力，便急不及待地回到賽場，受傷後表現反而更勝一籌，實在令人又驚又喜。

有時候，運動員會要求駐場醫生為輕微骨折或關節損傷注射麻醉藥止痛，令他們可以繼續比賽直至完場，惟醫生需要留意由此引伸出的禁藥問題。如有需要，必先與賽會商討。

運動醫學的未來

有志投身運動醫學的醫生，需要有果斷的性格與熟練的技能，為受傷的運動員給予快速而適切的治療。急症科醫生具有廣泛的醫學知識，亦有處理各種內外科急症的經驗，故此在運動醫學範疇有一定的優勢。

香港的體育活動正發展得越來越多元化，不同階層的市民亦積極參與各式各樣的體育活動。無論是專業抑或是業餘的運動員，均需要專業的醫療支援，此為發展運動醫學專科提供了一個極佳的機遇。眼見越來越多醫生願意投身運動醫學，為運動員提供專業的護理，實在令人倍感興奮。

展望將來，除了加強培訓以提高運動醫學的水準外，亦應同時培養下一代的運動醫學醫生，讓他們能夠在世界級的體育賽事實踐所學，一展所長。

（梁子恒醫生協助英中翻譯。）

我在奧運馬術的日子

陳德勝

縱然遇上疾風勁雨，也難掩蓋心中的興奮激昂。2008 年奧運馬術及殘奧在香港舉辦期間，我和一羣熱心的醫療隊共同在馬術場館內度過了 49 天難忘的歲月。我們每天都懷着戰戰兢兢的心情，迎接一浪接一浪的挑戰。回想一生人有多少次能夠參與奧運的工作，更何況今次有機會為祖國出一分力，且能在醫院管理局內統領一支醫療隊，實在感到光榮至極。

該屆奧運的口號是"同一個世界，同一個夢想"。然而，行動起來真是談何容易。奧運會是一項國際盛事，有來自五湖四海的朋友，但是大家都有不同的制度、價值觀念及文化背景。和不同範疇的參與者在合作上做到求同存異、相敬包容，委實是件困難的任務。即使只着眼於香港賽區的醫療服務，我們都須依靠各部門的通力合作。所以大家在籌備之初，就需要有清晰的理念，朝着既定的共同目標，集思廣益，共商對策，才可以發揮團隊的精神。在建築康莊大道的里程中，大家都必須放棄自我的心魔枷鎖。奧運精神就是強調人與人之間的和諧共處，求大同、存小異，大家通力合作。有付出、有接受、有包容，才能共成大事。

2003 年非典（SARS）襲港之後，大埔那打素醫院的專科服務都遷往其他醫院。在缺乏支援下，很多需要住院的病人都需要轉往其他醫院，所以那打素醫院急症室必須重新定位，發展院前（Pre-hospital）醫療支援訓練，才可以繼續維持下去。於是護送醫學（Transport medicine）和災難應變（Disaster management）便逐漸被塑造成為那打素醫院的招牌服務。因為要發展院前醫療服務，我們和警察、消防及救護的合作就更加頻繁了。在 2005 年開始，香港承辦了一連串的國際活動，其中包括 2005 年世界貿易組織第六屆部長級會議、2008 年奧運馬術比賽及 2009 年東亞運動會。這些大型活動都需要在醫院以外的場地提供緊急醫療服務，又要和警察、消防及救護有緊密的合作，所以大埔那打素醫院急症室，便順理成章代表醫院管理局在這些大型活動中提供緊急醫療服務了。

奧運馬術的醫療籌備工作

　　2008 年在港舉行的奧運及殘奧馬術比賽，香港特別行政區各政府部門和醫院管理局都需要積極參與。醫院管理局的服務範圍包括提供緊急醫療服務及制定應付重大事故的緊急應變計劃，努力達致為參與和出席此項盛事的人士提供最佳醫療服務，並確保不會因此而影響本地公共醫療服務的水準和運作。

　　最初，我們覺得馬術比賽的醫護工作應沒甚麼大不了，以本港醫護人員的臨床經驗和技術，應該能夠應付有餘。直到醫管局於奧運舉行前一年參與 "好運北京——香港回歸十周年盃" 演習之後，我們才得到了沉重的教訓。我們提供的服務未能達到國際公認的標準，當時始領會到臨

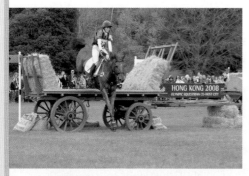

在香港舉辦的 2008 年奧運馬術比賽。

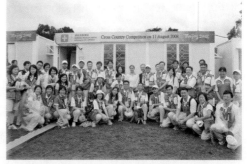

香港奧運馬術醫療隊和時任國際馬術運動聯合會主席的約旦公主（Princess Haya）合照。

床技術和經驗，只是佔服務範圍的百分之二十，而更重要的是，醫療隊怎樣才能夠配合整個馬術比賽順利進行，特別是進行越野障礙賽時。賽事中若運動員或馬匹發生意外而需要醫療隊出動，整個比賽將被迫中斷，實時傳往全世界的直播亦需要停頓，所以醫療隊在甚麼時候施展何種程度的救援，實在是一門極大的學問。

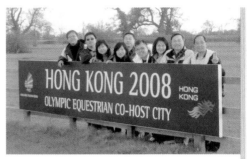

醫院管理局的醫生和護士到英國巴斯學習馬術急救。

　　我們必須和每一個國家的隊醫建立良好溝通，更要和賽場上的評判員保持直接聯繫，在最適當的時候，派出醫療隊拯救受傷的運動員，合理調配救護車，確保比賽過程能夠順利進行，盡力避免令賽事受到不必要的騷擾和停頓。同時，我們知道馬術比賽並不是一般的競技，而是人馬合一的運動，危險性相對較高。因此，我們事先透過一名友好的英國醫生，安排我們醫療隊一行九人前往英國巴斯（Bath），參觀及學習當地舉行的大型馬術比賽 Badminton Horse Trial。這次到英國汲取彼邦的先進經驗，我們都是自費的，還要利用個人時間，但是我們都覺得很值得。

醫療隊伍的分配和合作

　　當時，奧運馬術公司行政總裁林煥光先生邀請時任衛生署署長的林秉恩醫生，為是次奧運馬術賽事擔任首席醫務主任，又和香港醫院管理局訂立協議，在正式競賽期間，派駐 3 隊醫療隊在沙田競賽場館及 24 隊醫療隊到雙魚河競賽場館，為運動員、奧林匹克大家庭及觀眾提供醫療服務。另外，醫管局亦會為非競賽場館，包括奧運村酒店（帝都酒店）、奧林匹克大家庭酒店（九龍香格里拉酒店）及國家技術官員和註冊媒體記者酒店（沙田麗豪酒店），提供兩隊醫療隊。

　　全港公立醫院做好了準備隨時支援所需醫療服務，當中威爾斯親王

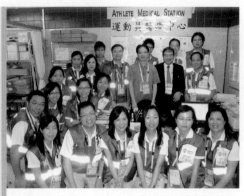

醫管局主席胡定旭先生及張偉麟醫生探望奧運馬術醫療隊。

醫院是馬術比賽項目的定點醫院、北區醫院為雙魚河競賽場館提供緊急醫療支援、伊利沙伯醫院則為非運動員提供醫療服務。其中以威爾斯親王醫院和接近雙魚河比賽場地的北區醫院，被選作重點醫院，主力負責接收與賽事有關的緊急創傷個案，或大型突發公共衛生事故個案。由於考慮到奧運賽事會吸引眾多來自世界各地的政要、國家元首甚至王室人員觀賽，雲集港大醫學院教授級人馬的瑪麗醫院，則擔負接收"VIP 重要人物"的重任。伊利沙伯醫院亦會成為其中一間負責接收奧運參賽健兒及隨行家屬的指定醫院。奧運選手村和比賽場地也設有醫療隊伍，以醫生、護士及物理治療師為核心成員，隨時協助有需要的健兒。至於醫療及救護車服務，則會由消防處救護總區、醫療輔助隊和聖約翰救傷隊全力負責。

　　在人手編配方面，醫管局透過預早計劃假期及從不同的醫院聯網招募人手，確保本地醫療服務及水平不受影響，個別醫院已經考慮到緊急應變需要，及就替補在奧運期間請假的員工作出適當部署。我們招募了130 名醫生、110 名護士、20 名物理治療師、40 名藥劑師及 130 名支援人員參與醫療隊。他們屬自由參與性質，需要向所屬部門請假參與醫療隊工作。此安排合乎醫管局的人力資源常規。醫管局亦作出預先安排，在遇到醫療或公共衛生事故的緊急情況下，派遣額外人員參與救援。

重大事故的危機管理

　　此外，醫療服務隊伍亦制訂了應急預案，以應付如傳染病爆發、中毒事故、火警及大規模人員傷亡意外等有可能出現的重大事故。醫療服務隊伍將根據北京奧組委的要求為運動員、裁判、隨行人員、觀眾和記者提供醫療服務。醫療服務隊伍在有需要時，會設立現場指揮部，提供醫學監察及其他控制措施。北京奧委會在賽事前一年 6 月舉行的會議中已有共識，指傳染病控制和食物食水安全，以及緊急醫療服務會是很大的關注點，本港作為協辦奧運馬術的地區，亦應制定連串的災性應變計劃。有見及此，醫管局、衛生署、食環署和水務署就是控制質素和確保安全的核心負責單位。

我深受大埔那打素醫院那"無牆醫院"[1] 概念的影響，一直致力身體力行衝出醫院的藩籬，為廣大的市民服務，先後在 2005 年世貿會議、2008 年奧運馬術比賽及 2009 年東亞運動會負責醫療隊統籌工作。當中最難忘的是奧馬比賽，當時需要協調 24 支醫療隊，每天由凌晨三時開始，直至晚上十時，日以繼夜地工作，在臨近比賽的尾聲，我媽媽急病入院，轉到深切治療部。當時的心情十分難受，但是身為將令不可亂，因為一旦動搖，軍心便會不穩，所以並無向任何人透露。我只能沉默地堅持下去，每日工作完畢才到深切治療部探望母親，之後再準備明天的工作。

同一個團隊

總結今次的經驗，我們能夠成功為沙田和雙魚河這兩個競賽場館提供優質醫療服務，是本着三個 "S" 來辦事。

第一個 "S" 是 "Skill"（技能）。馬術比賽並不是一般的競技，而是人馬合一的運動，危險性較高。我與其他同事一行九人前往英國巴斯，參觀當地舉行的馬術比賽，吸收英國的豐富經驗。我們都自費和利用個人時間到英國，但能有機會為祖國貢獻所長，也是榮幸。

第二個 "S" 是 "Share vision"（分享理念）。在整個籌備過程中，我一共作了約 30 餘次的簡報，竭力將自己所學的與他人分享，包括首席醫務

1　"無牆醫院" 是大埔那打素醫院的其中一項服務宗旨，務求以行動消除市民心中與醫院之間的一堵高牆，讓醫院時刻都能做到與社區密不可分。

主任林秉恩醫生、奧運馬術公司行政總裁林煥光先生、醫療輔助隊、香港聖約翰救傷隊，以及我們的醫生和護士，目的是希望得到別人的理解和支持，制訂出合適的政策。

最後的 "S" 是 "Synchronization"（同步）。這是最困難的，因為每個人的背景不同，立場各異，例如馬術公司的保安專家曾提出，刀片等危險物品一概不能帶進場，但醫療隊又怎能沒有手術刀呢？為了將大家的步伐協調一致，我們必須有毅力、有耐心，不能只堅持自己的立場而漠視其他持份者的要求，反而要不斷解釋和溝通，朝着共同的目標邁進。

北京奧運的口號是 "One World, One Dream"（同一個世界，同一個夢想）。我將它加以演繹為 "One World, One Team"（同一個世界，同一個團隊）。這個團隊無分彼此，全力以赴，務求做到最好！

毒奶品事件之亂中求序

陳耀祥

　　暑假剛結束了兩星期，是上新學年的日子。一大羣鮮蹦活潑的孩子三五成羣在一旁嬉戲，哄哄鬧鬧的，爸媽們卻焦急地等待。是等求見校長讓孩子能成為心儀學校的插班生嗎？如果這裏是名校區的學校，可能會有此錯覺。爸媽們苦苦等待的，是一位位穿上白袍、在急症室忙得團團轉的醫生。

奶品毒禍

　　2008 年 9 月 11 日，中國內地公佈了有關內地市面販賣的奶品摻雜了三聚氰胺（Melamine），且引致六名嬰幼兒腎衰竭（Renal failure）死亡，多名嬰幼兒患上腎結石（Renal stone）或泌尿結石（Urinary tract stone）。這場駭人聽聞的毒奶品禍害，是繼 2003 年安徽 12 名嬰兒因吃下劣質奶粉引致營養不良致死一樣轟動全港。且是次涉及的奶製品牽涉不同品牌，有些能在香港市面及超市買得到，當中有些奶製品更因奶味濃郁甚得幼兒、兒童及家長喜愛，成為暢銷產品。故此引來全城家長恐慌，紛紛趕至醫院查詢或求診。

　　三聚氰胺是一種化工原料，主要用於製作塑膠製品，當中含氮雜環有機化合物，俗稱蛋白精。內地規定 0-6 個月的嬰兒奶粉需含 12-18% 的蛋白質，而一般用來檢測奶粉或奶製品中，是否合乎蛋白質含量需用凱氏定氮法（Kjeldahl method），當中氮便是主要檢測物質。故此如將三聚氰胺放進不及規格的奶品中，便可提高蛋白質檢測值。人體如果長期攝入，會導致泌尿系統中的膀胱和腎產生結石，並可誘發膀胱癌。早於 2007 年的醫學文獻中已提及在 2003 至 2007 年期間，分別在西班牙、韓國、台灣、泰國及美國等國家的動物飼料中，發現摻雜三聚氰胺，受影響的動物包括豬隻，貓狗等寵物也受禍害，曾引致約 4000 隻貓狗死亡。

是次發生的三聚氰胺毒奶品事件在甘肅省揭開序幕。當時很多飲用某牌子奶粉的嬰幼兒相繼確診腎結石，部分甚至影響腎功能，當中更有死亡個案。在檢測這些有問題的奶製品中，最嚴重的竟然含多至 6000ppm 的三聚氰胺，屬於非常高含量的摻雜。相對於紐西蘭的安全標準，嬰兒食品中三聚氰胺殘留量不得超過 1.0ppm。

在 16 世紀文藝復興時期，一位啟蒙毒理學學家 Paracelsus（帕拉賽瑟斯）曾有這樣的名句："所有物質都含毒素，只是視乎劑量多寡"。所以即使溫和如白開水，如果我們在短時間內喝下數公升，也會引致我們的血鈉（Sodium）偏低而中毒，嚴重的可致死。又如我們賴以生存的空氣中的氧，如長期吸入高濃度的氧，也可令我們中毒。我們身體有一定的解毒功能，例如人所共知的毒藥山埃（Cyanide，氰化物），其實人體是有能力自行處理小劑量的山埃，將其轉化為低毒性的硫氰化物。不過如果攝取的劑量超過身體的解毒能力，我們就會出現山埃中毒的症狀。

人體能吸收多少三聚氰胺？

根據香港法例規定，在奶類及奶類製品、冰凍甜點及其他食品（糖果、餅乾或朱古力餅條等），都有不同的法定上限標準，分別是不能高於 1ppm 及 2.5ppm 的三聚氰胺。而人體每日可容忍攝入量要視乎身體的重量。例如一款含 10ppm 的高鈣低脂奶品，一名 3 歲不重於 10 公斤的幼童，最多每日可喝下 300 毫升；一名約重 60 公斤的成人則每日最多只可喝下約 4 公升。一條含 20ppm 的 50 毫升雪條，一名 6 歲約 20 公斤的兒童每日最多可接受吃下 12 條，而成人則每日吃下超過 37 條才超標。

在香港，三聚氰胺奶製品的檢測也如火如荼，測出的超標食品最多只含數十 ppm，遠低於內地數千 ppm 的含量，但已引起軒然大波。當時各大醫院急症室成為診治三聚氰胺的主要戰場，"病人"則是大量活潑精靈的孩童。當時前線的急症科醫生對於三聚氰胺所知有限，故此診治方法主要透過照 X 光和驗尿為主。但那些憂心忡忡、害怕兒女受害的父母實在太多，嚴重影響急症室的正常運作。於是醫管局制定了特別方案應對，設立了特定診所及特別評估中心來服務有需要的市民。在短短的數週中共為四萬多名兒童在特定診所檢驗，並轉介了萬二名兒童到特別評估中心作進一步檢查，最終沒有兒童嚴重中毒。

毒物諮詢流通與防預

三聚氰胺毒奶品事件是香港鮮有的大型毒性食品風波，涉及超標食品多屬兒童愛吃食品，牽連廣大。在此時艱，醫護界在短時間中投放了極多的資源及進行了最大的調配去幫助受困擾的父母和兒童，最終需接受觀察及跟進的個案只是萬分之一。可見這事件中，民眾的恐慌是遠超於實際的中毒危機。

香港中毒諮詢中心於 2005 年成立，是一所由一羣急症專科及具毒理學專業資格的醫生運作，為本港所有公、私營醫護人員提供臨床毒理學的中毒資訊和處理的諮詢服務機構。中

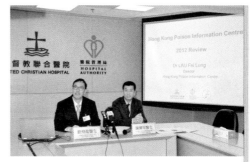

香港中毒諮詢中心每年都舉行年度報告新聞發佈會，向公眾發放與毒理相關的重要訊息。

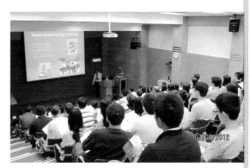

主辦臨床毒理學課程講座，積極培訓本地及亞洲各地的醫護人員，以提升救治中毒病人的專業技能。

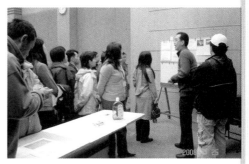

香港中毒諮詢中心主辦的毒理學基礎課程（Basic Toxicology Course）。

心設於基督教聯合醫院，同時亦為該院提供住院和門診的毒理學服務。香港中毒諮詢中心聯同衞生署毒物安全監察組進行本港的中毒監測工作，並負責收集醫管局轄下急症部門的中毒個案資料。中毒諮詢中心更擁有本地的毒物資料庫，可於短時間內提供最新的中毒資訊。另亦進行毒理學的研究，為醫護人員提供臨床毒理學培訓，亦為香港毒理問題把關。

鑒於三聚氰胺毒奶品事件引發的民眾恐慌及一時混亂，以至急症室體系及整個衞生部門因而付上沉重壓力及工作量，為了公營醫療體系能更有效率應對將來可能面對的同類風險，香港中毒諮詢中心加強了收集在世界各地出現的有毒物質情報，評估有機會流入香港的風險，並為此預先制定應變措施，期盼從被動的應對危機角色，轉為主動預防及有效控制危機的能力。這項前期中毒危機處理預工可分為三部分：

1. **早期毒理偵測**：透過各地衞生機關通報、各種中毒報告、境內外的醫學會議、個案、媒體報道及其他各種途徑。
2. **風險評估**：從嚴重性、受影響人數、發生狀況以及專家意見去推斷。
3. **爆發中毒風險的應變措施**：主動呈報機制、提供有關數據資料、制定實驗室化驗程序、儲備解毒劑量、向前線醫護人員及有關人士等提供建議、制定緊急應變計劃等。

這項程序已見用於時有發生的減肥藥物，及外國很流行並逐漸在香港湧現的各類新興軟性毒品。香港中毒諮詢中心把有關資訊通報各大醫院的急症室，亦向媒體發出資訊，讓公眾人士有所防備。此外，亦定期為急症室前線醫護人員進行培訓工作，加強他們對相關有毒物品的認識，令他們熟悉出現在臨床上的各類病狀，提高醫護人員盡快辨識病情及作出適當診治的能力。

香港是一個交通發達、物流頻繁，每天都有各式各樣新事物湧現的地方，所以有如三聚氰胺的問題並不能悉數預防。但只要能夠掌握毒理情報，有充足的準備，便能減低因恐慌引發的禍害，把資源針對性地投放在需要的地方和工作上，香港便能成為一個大家更安心居住的城市。

站在最前線：
香港消防處救護服務的三十年

沈國良

年幼時，每當在街上碰見或看到正在處理傷病者的"十字車"時，我都會刻意地迴避目光，心裏害怕會見到血淋淋的場面，或是垂危的病人正被抬進車廂內。也許是陰差陽錯，大學畢業後竟然加入了消防處救護總區，擔任救護主任。一晃眼已經接近三十年。時光荏苒，救護服務的發展一日千里，雖然"十字車"這個稱謂已根深蒂固，但救護人員無論在技術、裝備、編制等方面亦有着翻天覆地的改變。惟一不變的，就是救護人員始終站在救急扶危的最前線，從過去到今天，都是努力不懈地為市民提供適切的院前急救護理服務，默默守護着香港市民。

與時並進、今非昔比

我於 1985 年加入消防處救護總區，當時的主任級人數不足 50 人，前線救護人員數目約 1600 人。全港只有 13 間救護站，每天日更及夜更共

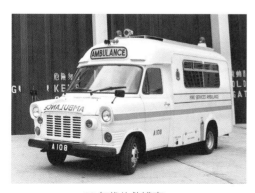

80 年代的救護車。

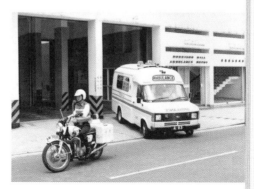

80 年代的救護車及救護電單車。

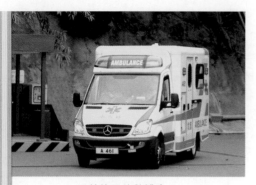

目前使用的救護車。

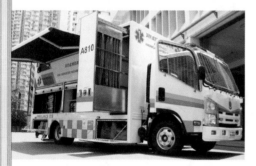

輔助醫療裝備車。

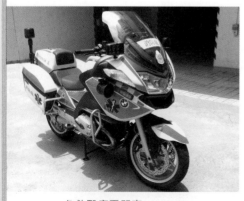

急救醫療電單車。

有約 210 輛救護車提供服務。而救護電單車在當時尚在試驗階段，故此全港只有兩輛當值。

在人員的訓練方面，當時新入職的前線救護員需接受為期 12 個星期的訓練，內容包括認識部門守則、法例、步操練習、體能訓練，當然最重要的是，要熟習救護學及使用相關的救護裝備。

跟今天相比，當年的訓練主要是基本的急救技巧，例如止血、包紮、心肺復甦法、氧氣治療等。從技術層面來說，當然談不上“院前護理”（Prehospital care）的水平，而救護人員處理傷病者的“先進”裝備亦只限於“八十後”救護人員聞所未聞的“勉力民呼吸復甦器”、已經淘汰多年的木夾板、“偉華氏”氣囊及面罩等。

現時消防處救護總區擁有超過 2800 名救護人員，當中有 150 多名主任級人員，日更及夜更共提供超過 390 輛救護車當值，急救醫療電單車共 36 輛，4 輛流動傷者治療車供大量傷者事故之用，亦有 3 輛由主任級人員當值的快速應變急救車及 1 輛輔助醫療裝備車。所有新入職的人員都要接受為期 26 星期的基本訓練，內容除了解部門相關法例、守則及指引，步操及體能訓練外，重點為院前急救及護理訓練。有賴當年部門領導層的高瞻遠矚，部門於 1993 年開始逐步將非緊急救護服務移交醫院管理局處理，集中資源提升訓練，從加拿大卑詩省哥倫比亞司法學院（Justice Institute of British Columbia）引入輔助醫療學系的授課內容及模式，作為消防處輔助醫療課程的藍本。

經過數年試行，正式於 2003 年全面提升救護車主管技術的訓練，將所有救護隊目及總隊目人員訓練為合資格的二級急救醫療助理（Emergency Medical Assistant II），並於 2005 年成功推行全港救護車由具備二級急救醫療助理資格的人員擔當主管，為市民提供高效的院前護理服務。今天，二級急救醫療助理所使用的治理程序多達 12 項，包括血糖治理程序、低血容積治理程序、心源性心臟痛楚治理程序、呼吸治理程序、懷疑麻醉毒品過量治理程序、過敏症、抽搐、活性碳治理程序等。而在現場為傷病者提供的藥物亦不斷增加，例如腎上腺素、抗組織胺（Antihistamine）藥物、生理鹽水滴注、鎮靜劑、活性碳、止痛藥、哮喘藥物等等。簡單來説，以往一些病人只能在急症室才獲得的治理及藥物，今天已經可以由救護人員在事發現場提供，大大提升了傷病者的復原機會。

以人為本、敢於承擔

80 年代的香港經濟起飛，社會氣氛相對平和，市民普遍對公務員有一種敬畏的心態。雖然救護人員並非執法人員，但由於每次出動都是以救急扶危為目的，故此市民大都對救護服務抱有一種包容態度，少有怨氣或投訴，而同事當時亦多少有一種 "我來幫你們，理應受到尊敬" 的心態。

幾十年過去，隨着教育的普及，資訊發達，政府開放，市民對政府提供的各種服務要求及期望與日俱增，亦勇於對不滿意的服務發聲及作出投訴。以往不甚被市民關注的救護服務，今天無論在政策、救護人員的

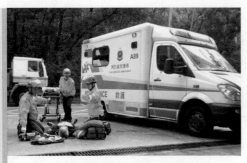

站在救護服務最前線的救護員。

臨床技術、處理傷病者的手法、治理程序、工作禮貌，甚至駕駛救護車態度等方方面面，都必須要從人性化的角度去考慮、檢視及修訂，務求做到"以人為本，勇於承擔"的目標。故此，今天救護人員的訓練，不再單純集中在病理知識、臨床訓練、工具運用、藥物使用等方面。

我們為救護人員引入人性化的方法去處理每一宗個案，亦要求同事要擁有同理心（Empathy），需從傷病者的角度出發，務求前線同事對每一位傷病者都等同照料自己家人一樣。部門亦為救護人員提供處理壓力的訓練及壓力輔導，目的是希望前線人員懂得在沉重壓力下工作時，如何能自我紓解，間接使傷病者得到救護人員更優質的院前護理。

為民解困、踏步向前

過去，救護服務是採取一種較被動的工作模式，救護員在救護站候命，收到召喚便出動處理，故此過往市民對救護服務的認知都是一知半解的，更甚者以為救護車都是隸屬於各間醫院管理。今天的香港，人和事都變得複雜，社會氛圍較以前躁動，市民怨氣日增，面對現今的挑戰，救護總區選擇了一個更為主動的角色。在行動方面，會因應需要，事前做好風險評估，編寫預案，作出適當部署，無論是重要節慶、遊行示威、人羣聚集、大型活動等都主動作出反應，體現"居安思危"的方針。又如近十年公共衛生事故屢有發生，流行病、傳染病如愛滋病、"沙士"、禽流感、日本腦炎、登革熱、中東呼吸道疾病，甚至近日聞者色變的伊波拉病毒等的入侵，救護總區都迅速做好風險評估，及作出適切而積極的反應。

　　另一方面，市民對救護服務需求殷切，召喚數字每年都有增無減，例如在 1995 年時救護召喚總數為 42 萬多宗，到 2013 年已達 72 萬多宗。面對未來人口老化、社區發展、人口增長、資源必需善用等因素，救護總區近年推出多元化公眾教育計劃，除舉辦免費社區心肺復甦法課程，更積極鼓勵社區商戶設置供公眾人士使用的自動心臟除顫器（Public Access Defibrillator），亦到全港各區舉辦巡迴展覽，及派員走進校園、社區，教育學生及市民如何適當地使用救護服務，使真正有需要的傷病者得益。救護人員今天的工作越見辛勞及多樣化，但我們深信，只要我們主動走前一步，得益的必然是普羅大眾。

公眾每天召喚救護車的平均數字	
2010 年	1883 宗
2011 年	1891 宗
2012 年	1987 宗
2013 年	1973 宗
2014 年	2048 宗

迎接挑戰、任重道遠

　　經過 30 年的洗禮，煉就今天一支極具規模，擁有先進裝備、車輛、專業臨床技術的現代化救護部隊，無畏地站在最前線，守護市民的生命。我有幸與這支部隊一起經歷 30 年的變遷，見證它艱辛的發展歷程。

　　驀然回首，許多人都説消防處救護總區已經跨出了一大步。然而，我卻認為，在不斷演變與進步的院前急救領域裏，我們只是踏出了一小步。路漫漫而道遠，我們必須不斷自我鞭策，邁步向前，勇於站在最前線，繼續為全港市民做一個默默耕耘的守護者。

醫療輔助與輔助醫療

曾智豪

　　驟眼看，"醫療輔助"與"輔助醫療"兩詞似乎意思相約，但其實不盡相同。前者泛指提供醫療服務的輔助團體或機構，香港的"醫療輔助"組織有聖約翰救護機構、紅十字會等，當中亦包括一個政府部門：醫療輔助隊（Auxiliary Medical Service）；後者則為英語"Paramedic"或"Allied health"的中文譯詞，分別指傷病者於抵達正規醫療單位前（院前）所接受的進階治理範疇，另一方面則指醫療架構中的物理治療、職業治療、藥劑、臨床心理學等專職醫療領域。

　　院前（Pre-hospital）和院內的急症治理可說是兩碼子的事，不過實際上兩者的目標又非常一致，都不外乎為及早判辨當事者的傷勢病患，迅速作出適切的治療以盡力保存其生命，防止其傷病情況惡化，以及促進其復原。時至今日，急症室裝備精良、設施與技術都非常完善，急症科醫護人員的訓練和專科領域發展亦相當成熟，我相信從本書的其他章節中可見一斑。相對於環境安全、儀器充足、配套完善的急症室，院前的環境可說是千奇百怪、且瞬息萬變，其多樣性足以編寫一本《奇趣錄》。同一種意外或事故發生於不同的環境和情況下，處理的手法亦千變萬化。因此院前治理其中的一大原則和學問，首要是如何確定現場人員、傷病者和旁人的安全，然後才能在安全的基礎上提供所需的治理。由於院前現場的人手和物資都屈指可數，救護人員需要接受高水平的醫療訓練，從以往的基礎急救提升至今天達到輔助醫療（Paramedic）的層次，以最有限的人力物力替傷病者施行最適切的專業治理。

醫療輔助隊救護車出動

"北大嶼山公路往東涌方向近小蠔灣發生嚴重交通意外，傷者眾多，你們可否派出救護車參與？"

2013年7月1日回歸日下午，傳來消防處控制中心要求增援的消息。據報現場一輛輕型貨車、一輛中型貨車與一輛尾隨的巴士發生碰撞，有大量傷者。正在候命的醫療輔助隊隊員立即跑上救護車，三輛醫療輔助隊的救護車隨即疾馳而往。

於眾多傷者事故（Multi-casualty incident, MCI）中，增援救護車的職責，是為已經過現場分流及初步治理的傷病者作進一步檢查及處理，然後依照現場救護指揮官（Ambulance Incident Officer, AIO）和傷者運送主任（Ambulance Loading Officer, ALO）的指示，按先後緩急次序將傷病者送往已與醫管局協調的指定醫院。

當日三輛醫療輔助隊救護車駛經青嶼幹線收費廣場後不久，已遇上由該事故引起的嚴重交通擠塞。即使已一直使用車上的警示燈及響號，亦難以敵過現場的車水馬龍。為免因擠塞帶來更多的延誤，救護車主管遂通知救護車中心，着其聯絡警方總部指揮及控制中心協調和疏道。好不容易才到達現場，醫療輔助隊的現場指揮隨即向現場救護指揮官匯報及了解情況。當時大部分傷勢較重的傷者已由較早抵達的救護車運送離開，但在場仍然有不少傷者正接受治理及等候送院。經過一番協調後，醫療輔助隊隊員將九名已接受初步治療的"第三優先"男女傷者運送上救護車。他們分別為意外發生後出現擦傷、觸痛或暈眩的輕傷者，經隊員進一步檢查及處理後，便由三輛救護車先後送往伊利沙伯醫院診治。

正規醫療支援隊伍

醫療輔助隊是其中一個提供緊急救護服務的機構，除了於週末在郊野公園、單車徑等地，又或於大型公眾活動如馬拉松賽事、毅行者、煙花匯演等派駐救護車候命外，近年亦多次參與災難或眾多傷者事故中的緊急救護工作，例如南丫海難、大窩口安老院大火撤運、往返港澳的噴射船撞船事故、旺角小巴失控撞上行人路等事件。

醫療輔助隊乃隸屬保安局的一支輔助紀律部隊，成立於 1950 年，現有志願隊員 4602 名，來自各行各業，當中不乏醫生、護士、物理治療師、職業治療師、藥劑師等專業醫療人員。在天災人禍或緊急事故時，醫療輔助隊可調派人力和提供補充資源，以輔助正規的醫療及衛生服務，包括前往事故現場進行分流及傷病者處理、安排救護車提供緊急及非緊急護送服務、派員到急症醫院及療養院提供醫療和護理、為有需要人士提供心理支援等。日常亦會在大型公眾活動、學校活動、郊野公園和單車徑等提供急救服務、協助監察衛生情況、推行防疫注射運動，以及為其他部門、機構或市民提供有關安全及急救的教育和訓練。

災難醫療訓練

作為正規醫療的支援隊伍，並以急救和院前治理為日常的主要職務，醫療輔助隊一直致力提升各隊員的輔助醫療知識、技能、裝備，以至部門的應急車輛、儀器等。自 1993 年，醫療輔助隊引進澳洲災難醫學的概念，先後舉辦了災難醫學導師訓練和災難醫療助理訓練。時至今日，所

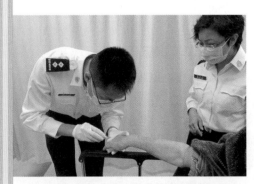

醫療輔助隊隊員在醫院接受打點滴訓練。

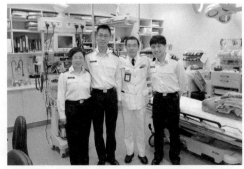

醫療輔助隊隊員在急症室接受訓練完畢後合照。

有新加入的醫療輔助隊隊員完成其基礎訓練後，均會獲安排接受為期約六個月的災難醫療助理訓練，然後才會正式投入服務市民的行列。災難醫療訓練的內容包括災難醫學和管理概論、疫症的感染控制、應急藥物與器材、輻射的防護與測檢、靜脈輸液、傷口縫合等針對災難或大型事故的輔助醫療進階範疇。

為保持高水平的服務質素，持續的訓練、實習和評核乃重要元素。故此，隊員每年均需出席一定時數的常規單位訓練及當值，參與區際和總區際的急救模擬比賽，並通過周年複試等條件，才能符合該年的年資要求，續任醫療輔助隊隊員。同時，醫療輔助隊亦會不時安排不同類型的訓練予在職隊員，以進一步豐富其各方面的知識，例如運動創傷、心理支援、拯溺、護理訓練、救護車隨員實習等多不勝數。隊中有全職醫護人員的參與，不但能增強訓練隊員的標準，於災難或部分大型活動中加入醫護人員值勤，更可以把治理提升至跟正規醫療相約的水平。當然，除了增強醫學知識的領域，團隊的管理和訓練，以及隊員的其他身心發展同樣舉足輕重。不同的興趣小組亦隨之而成，籃球隊、龍舟隊、太極、詠春等多元化的項目均由隊員自發組織和創立。

軟件的推動需要硬件的配套，故隊員的個人裝備如防護衣物、頭盔、水靴等均隨時日更新。部門的城市救護車和救護電單車已陸續更換，近年亦先後添置了最新的自動心肺復甦機、袋裝心肺復甦器、輻射測檢儀等器材，以符合有關的國際標準和配合正規隊伍的水平。

於災難或大型事故中，各部門的協調乃關鍵一環。醫療輔助隊除了舉辦內部的大小演習外，亦會派員參與各個部門統籌的聯合演習或跨部門會議，更不時籌劃和參加其他醫療機構舉辦的國際性或本地研討會等，相互交流知識及資訊之餘，也確保與各個單位和團體緊密聯繫。2013年下旬，醫療輔助隊於一項有關紀律部隊滿意程度的民意調查中，獲評為第二位，可見市民對醫療輔助隊多年來對社區服務的認同。

　　繼往開來，有如醫療輔助隊的使命和抱負所述，我們定當藉着一支訓練有素、專業和全情投入的志願隊伍，以最高效率和最具成效的方式，提供資源來增強常規醫療衛生服務，成為首屈一指的志願應急醫療衛生組織，使香港市民得享健康安全的生活。

第五章

急症小故事

給有志投身的年輕人

梁子恒

　　獲鍾浩然醫生邀請，能夠為香港急症醫學會執筆投稿，實在不勝榮幸。

　　轉眼間已經在急症室走過三個年頭，比起許多前輩來說當然算不上很長，然而對我來說也不是一段短的日子。這幾年來，在急症室遇過的那些小故事，讓我有源源不絕的靈感，把當中的精彩刺激、喜怒哀樂化成一頁又一頁的文章，與廣大的讀者分享。讀者當中，除了有不少有志於醫科的中學生，亦不乏有意投身急症科的醫學生。數本拙作有幸成為師弟妹們的引路燈，也可算是意外收穫。話雖如此，拙作中只以輕鬆通俗的方法讓讀者了解急症室，卻從來沒有認認真真地介紹急症科這個行業，也未有探討年輕醫生在急症室的實際情況，鍾醫生正好給我這個機會，以補充從前未曾公開的"生存秘笈"！

　　常言道，急症室是醫院的守門員。急症室 24 小時營業，並且年中無休。我們站在醫療系統的最前線，緊貼着社會的脈搏，見證着時代的變遷，更與市民並肩渡過每一件震撼人心的香港大事。對於不少市民來說，急症室是醫療體系裏最基本的安全網，深得廣泛信賴。病人來自五湖四海、各行各業，有着各種大小毛病，甚至是奇難雜症。現時，本港 18 間公營醫院的急症室每日平均約有 6000 人次求診，相較於 5 年前，增長了大約一成。其中 6 間包括伊利沙伯、瑪麗、威爾斯、瑪嘉烈、東區及屯門醫院的急症室，更獲指定為創傷中心（Trauma centre），專門處理區內嚴重創傷的病人。

急救團隊的指揮

正因為病症種類繁多，即使是同一個主訴（Chief complaint），急症室醫生需要因應不同病人的背景、病歷和病徵，去決定合適的檢查，以作出最有可能的診斷。就以胸口痛為例，面對一個年輕人，醫生可以用簡單的問診和身體檢查，排除嚴重的氣胸或肺炎就可以讓他回家；比較可疑的中年人，便多做一張心電圖、拍一張肺部 X 光片和抽血檢驗，確定無問題才讓他回去；對於老年人來說，醫生會更小心，也許會把他收入急症科病房或內科病房，重複檢查心電圖或心肌酵素（Cardiac enzymes）。

有時候，病人的診斷不是那麼明顯。例如一個中年男人因胸口悶了數分鐘而來求診，胸肺片和心電圖無礙但十分憂心；又或者一老婦跌倒撞傷臀部後，X 光片雖無骨折但不能負重走路，我們就要在中間着墨，為男人和老婦分別轉介到內科和物理治療。這就是在急症室工作的挑戰之一，同時亦是一種擔憂。縱使不少醫院對某一系列的疾病，如慢性支氣管炎、胸口痛、小便滯留等都有一套臨床治療指引，當年月漸長，經驗慢慢累積之後，為數不少的醫生都會憑着自己的知識和專業判斷，為病人度身訂造一套最合適的治療方案。

在急症室工作，尤其是在急救的時候，會深深感受到團隊合作的力量，各行各業、各就各位，一同為救急扶危而努力。不妨想像一下，假如有一位病人遇襲，初步發現頭部出血和前臂骨折，被送到急症室接受診治。如病人不省人事，警察和救護員能夠報告他的遇襲經過和施襲的武器；護士為他剪掉染血的衣服以便檢查傷勢，同時量度血壓和心跳等維生指數；抽血員此時已經打好靜脈點滴，抽血進行配血及其他化驗；放射診斷部（俗稱 X 光部）技師為他準備好進行 X 光和頭部電腦掃描檢測；一通電話後，入院登記處的文員便安排病人的留醫病房，同時派出職工把病人送到目的地；急症室外的走廊定必擠滿許多聞風而至的記者，這時候就須靠保安員維持秩序，確保病人的治療不會受到延誤。

就一個簡單的例子，我們就可以看到急症室的工作是環環緊扣的，要不是每個人都緊守自己的崗位和職責，急症室的運作不可能如此暢順。醫生站在牀頭，是大家的指揮，但卻不能取代每一個人的位置。故此，醫生也不能夠高高在上，反之，應對每一位盡心盡力的同事寄予應有的尊重。

每天都是新開始

急症室的醫患關係，可以用"迎送生涯"來形容。你可能只會遇上某個病人一次，有時候兩次，很少機會是三次或以上。第一次可能就是最後的一次——也許因為他已康復，也許他轉向其他醫院或私家醫生求診，也許他已經離開了這個世界。這種短暫的醫患關係或者不受醫生歡迎，因為無從得知患者的病情進展。再者，病人的感謝卡大多只會送給每天巡房的主診醫生，而不是僅有一面之緣的急症室醫生。然而，有些醫生卻喜歡這種快來快往的短期關係，因為放工回家之後，心中便不用再掛念手上的病人。無論如何，急症室每天遇到的新奇事可謂數之不盡，這些奇難雜症宜用紙筆記下來，以便將來有空的時候，可以慢慢深入研究。在急症室工作，就是有這種無窮無盡的樂趣。

無論晴天雨天、過時過節，急症室都 24 小時運作，年中無休。雖說迎送生涯中我們未必會再見之前的病人，但每一間急症室總會有一羣忠實常客。他們有些是被子女遺忘的老人家，有些是無家可歸的露宿者，有些是心理上感到不安焦慮的人。他們來到急症室的目的，大都是尋求心理或生理上的寄託，但卻不可以因此掉以輕心。緊記"狼來了"的故事，他們都是有血有肉的人，都會生病或受傷，保持開放的思維，盡可能每次都以"第一次"的態度去看待他們。所謂"雖無過犯，面目可憎"，也許某類型的病人會使人特別生厭，但這種感覺往往是雙向的，醫護人員自己不經意間展露的某些態勢，亦會使病人對我們懷有敵意。或者之前與某類特殊病人的相處經歷會使我們感到不快，但每一位來求診的病人其實都不一樣，不能一竹篙打一船人。記着，每天都是新開始。

急症的前景與結語

　　今時今日的急症室已經不再是從前的分流站或者收症室。急症科屬下已經有不同的亞專科（Subspecialty），例如創傷學（Traumatology）、超聲波診斷學（Ultrasonography）、運動醫學（Sports medicine）、臨床毒理學（Clinical toxicology）、災難應變學（Disaster management）、高壓氧服務（Hyperbaric oxygen therapy）以及行政醫學等。私營醫院亦逐漸發展急症門診，故此對急症科醫生的需求日增。與此同時，政府部門如消防處和飛行服務隊等均需要醫生作為顧問。急症科醫生長袖善舞，是不錯的人選。除此之外，急症科醫生經常需要和醫院其他部門商討服務和臨床政策，或便於走上醫院行政管治之路。

　　"急症室醫生需要分辨緩急輕重，靈活應對，多元工作；善於與病人和同事溝通之餘，亦要有精準的技巧在短時間內作出診斷。"年輕人，如果你認為這句說話是在描繪你的特質，請不要猶豫，立即投身加入我們救命救急的行列！

急症應變術

郭成霖

急症科千變萬化，有時突發事件的出現並非單靠醫護知識便可應付，還需一些急智和應變術。這份挑戰的滿足感成為我堅持在急症室工作逾越廿載的動力之一。

個案一、蜘蛛俠駕到

多年前的一個下午，我如常在急症室當值，下午七時左右輪到小弟晚膳休息……

突然電話響起，外面當值的另一護士長求救。

救護車到來接送一位根據香港法例第 136 章《精神健康條例》中第 31 條（業內俗稱 Form 1, 2, 3），需要轉送精神科醫院的病人。但當打開上了鎖、且沒有窗戶的獨立紊亂病人房間時，竟只剩一張空牀和曾用來約束病人的三角巾，病人卻不見了！連閉路電視都看不見病人的蹤影。同事們大驚，病人怎可能會失蹤呢？

我立即再進房間內仔細搜尋，四周確實遍尋不獲。心想："唔會真係咁猛啩……"之際，抬頭一望，原來那位來自中國內地、患有精神分裂症（Schizophrenia）且身手敏捷的中年紮鐵工人，自行掙脫了捆綁，站在牀上一躍跳上了假天花。他當時手執一枝從假天花拆出來的長鐵枝，睜大眼睛看着我在傻笑。

我心知不妙，連忙後退暫時離開，將房門關上並上鎖。

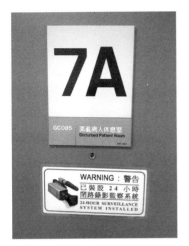

本港的急症室大多設有獨立紊亂
病人休息室，以供情緒不穩或具暴
力傾向的病人作候診和休息之用。

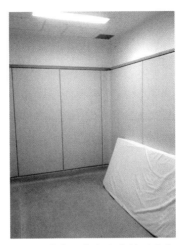

獨立紊亂病人休息室的牆壁上均
鑲有軟墊，防止精神科病人因精
神問題而傷害自己。

　　我決定報警求助，同時召醫院管事找來假天花圖則，以了解他可能的
藏身之處。數分鐘內擎着盾牌的警察，抬着長梯的消防員紛紛趕至。其
中一位軍裝警署警長曾試圖沿長梯爬上，用伸縮警棍制服 "蜘蛛俠"，但
最後連棍都被他奪去，成為他的新武器！

　　一時間大家都束手無策。

　　就這樣我們跟那位身手不凡、危險但可愛（我當時確有這想法）的精
神病人對峙了近兩小時，難題似乎仍無法解決……

　　經與警方再三討論，我們決定嘗試最後一着。消防先設法固定長梯，
警方派出一位便裝衝鋒隊員，看準時機快速沿長梯向上爬至接近假天花，
以手銬緊鎖病人左手手腕，然後利用手銬將其左手拉下。與此同時，我
拿着早已預備的一支特效鎮靜針（Sedative）立即衝前，用最短時間在病
人手背靜脈上注入藥物。不到半分鐘，"蜘蛛俠" 已頭暈眼花，失去戰鬥
能力。消防員和警察即時一擁而上，合力把他安全地救回牀上。最後順

利將病人轉送青山醫院作進一步治療，結束了這場驚險的 "Form 1, 2, 3 actions"！

回想在最有興趣的急症科工作了超過廿年，以上的經歷片段可謂最艱巨、最富挑戰性的一次，我認真學習了如何在急症室應付突發事件。

個案二、沙士驚魂

最近中西非出現惡毒的高致命伊波拉病毒感染個案，令我想起 2003 年 4 月 9 日香港沙士大爆發早期，在資料不足、認識有限、資源緊絀等情況下，突然要搶救一位確診沙士（SARS）病人的情景。

當天下午五時左右，救護車控制中心緊張地來電留位："一名中年男子確診沙士，現在昏迷，bag 緊，一分鐘內到。"

我感到奇怪，正欲追問他為何會確診沙士之際，病人已到達門前！

我連忙穿上處理生化事件的保護衣。為了減少可能受感染的人數，我們只安排了一名高級醫生、一名護士長和一名護士協助急救。

原來患者是位在深圳工作的美籍教師，他出現嚴重呼吸系統症狀，在當地醫院深切治療部確診沙士，需進行氣管造口（Tracheostomy），用呼吸機協助呼吸。病人本安排直接送往屯門醫院繼續深切治療，但剛過邊境關卡不久，情況急速轉壞，血含氧量（SpO2）下跌至約 20%，需轉送最近的急症室搶救。

可惜經過近 45 分鐘努力急救，病人返魂乏術，終於宣佈死亡。離開急救房那一刻，心情複雜，一方面為那病人病逝感到惋惜，另一方面卻非常恐懼接觸過高危病人後會受感染。內心一片混亂之餘，想起立即沐浴可能會減低風險，於是一言不發直衝往地庫更衣室，徹底淋浴超過 10 分鐘。

當時心裏的憂慮越來越多，想起小兒當時只有四個月大，實在不敢回家接觸他、哄他、抱他。怎樣自救呢？醫院的高層當時未有完整的應變措施，幾經聯絡討論，最後被安排暫住烏溪沙營地，但矛盾地卻被允許正常外出飲食和上班。當天放工後我致電回家相告情況並致歉，請家人執拾了一袋簡單衣物放管理處，我駕車回到樓下悄悄取走，然後直往營地自我隔離（Quarantine）。

到底要隔離多久呢？那時根本沒有定論，最初說 8 天，後來又延至 10 天、12 天，最後在烏溪沙呆了 14 天！在營地夜闌人靜時的確感到很孤單，從來沒想過在醫院工作會是這般危險的，有家歸不得。掛念家人的感覺令我忍不住掉下淚來。那時真是很無助，並無任何方法可提早知道結果或避免受感染，只有無奈地等待！

謝天謝地，兩星期平安度過了，我沒有受到感染，全急症室也無一人受感染。

沙士一疫告訴我醫護人員的渺小，陌生的病毒忽然無情地奪去很多本來健康的醫護生命。今後不知何時又有新型惡病毒入侵，看來除了增強一般防禦措施外，就只有繼續盡力應變！

醫學術語小知識

1. Form 1, 2, 3

當一名精神病人對自己或他人構成危險或可能造成傷害時，醫生可引用《精神健康條例》中的 "Form 1, 2, 3 行動"，即基於安全理由，強制該病人進入精神科醫院接受評估觀察及 / 或治療。

一般而言，Form 1（表格一）可由病人家屬、社工、護士或主診醫生作為申請人；Form 2（表格二）則由一位有足夠經驗的醫生簽署確認；而 Form 3（表格三）要由當值的區域法院法官或裁判官在審閱 Form 1 和 Form 2 並認同申請理據後，簽署成為法令。

精神科病人是急症室的常客，若病人的精神狀況被評核為對自己或公眾的生命財產安全構成即時或潛在威脅，被傳召到急症室的精神科醫生可根據香港法例第 136 章《精神健康條例》中的第 31 條，立刻向區域法院法官或裁判官申請，將患者移往精神病院以作為期不超過 7 天的強制性羈留和觀察治療。為保障病人的人生自由不被輕易剝奪，病人獲授予要求當值法官到急症室作最終仲裁的權利。

2. PPE（Personal Protective Equipment）

現時醫護人員接觸病人時，都會有基本防飛沫感染的保護裝備，包括外科口罩，有需要時會配戴手套、戴帽、穿上防水透氣保護衣及防護靴。如遇上可能透過空氣傳播的病毒，病人會被安排在獨立負壓房間（Negative pressure room）護理，工作人員亦會改戴具更高防護效力的 N95 口罩。

以身為急症室護士而驕傲

鄭淑卿

“以下叫名人士請到八、九號房門外候診……”

“急救現正進行中，候診的時間將會延長，請各位耐心等候……”

急症室內的廣播聲此起彼落，在這裏工作的時間確實特別快。重返急症室工作已有九個多月的時間，雖然每天都很疲累，但內心卻很滿足，覺得人生踏實和豐盛多了！

“你有後悔回來嗎？”

“為甚麼選擇回來這個地獄，在私家醫院工作不是更輕鬆、薪金更高嗎？”

以上都是我選擇回來急症室後，同事經常好奇地向我詢問的問題。慶幸由我自己選擇調上成人深切治療部，再選擇外出闖闖，及後選擇重回急症室，整個過程中我一點後悔的感覺也沒有。

畢業至今已工作大概 10 年了，之前在急症室工作也有六年多。當初離開急症室是因為進修的關係，需要往成人深切治療部作危重病學（Critical care）的實習。自己當時對危重病學感興趣，總覺得急症也是危重病學的其中一環，若能明白急症病人往後如何在深切治療部中獲得治療，對危急病人的全面照顧會更有頭緒及認識。我在成人深切治療部的日子雖短，但獲益良多，最後由於某些原因，無奈地選擇離開醫管局公營醫療體制，並決定離開往外闖一闖，乘機看看外面的世界，也順道償還一下自己好奇的心願！

初嘗私營工作模式

初到私家醫院，對人家那如酒店式管理、顧客至上的服務態度歎為觀止。工作環境相比以前更寬闊，很多東西都是用完即棄的，儀器大多也是新型號的。護士同事的工作更是大不同，主要是文件工作，體力勞動確實少了，但人工高很多。由於私家醫院距離居住的地方很近，由家中出發大約只需半個多小時，以往由家中出發上班，則大概要預留一個半小時的時間。

跟朋友分享，她們認為私家醫院的一切好像都比公立醫院好，但自己內心卻有種奇怪的感覺，不甚享受，且覺得時間很難過。始終自己不太適應太多文書及報價的工作，總是喜歡親力親為，喜歡能夠學以致用。最後只待了一個月便選擇辭退。在休息期間，常煩惱該再嘗試別的私營醫院，還是重新回到公立醫院的急症室。最後兜兜轉轉，心中那團火讓我立下決心，決定再次回去急症室工作。身邊很多朋友，甚至同事也覺得疑惑，為何我有此決定。部分家人、朋友認為之前的私家醫院人工高、地點靠近居所，不用太多體力勞動，理應更合適，但亦有家人及朋友支持我的決定。

急症室的魅力

我明白每位醫護人員在不同的工作崗位都在照顧病人，可能基於性格關係，由實習階段已很喜歡急症室，喜歡處理急症時的節奏，喜歡可以落手落腳、親力親為，喜歡可以爭分奪秒，運用自己的雙手去協助救人。雖然自己只是護士一名，但急症室的護士可真厲害，老人、小兒、婦產、骨科等知識都能兼備，並且守在公院的最前線，替病人作出適當的分流。遇上危急事故，急症室護士也能協助其中，進行急救程序。

還記得數年前一個急救個案。病人是一個中年男士，大約五十多歲，因在家中昏迷不醒而被救護員致電急症室要求預留搶救位置。病人到達時已經沒有呼吸脈搏，剛吃完晚飯的我便趕緊進入搶救房，二話不說繼續替病人作心肺復甦程序（CPR）。經過大約 30 分鐘的搶救，我們成功了。急救期間，不知不覺自己的汗珠也滴到病人身上，因剛吃完晚飯還有些想吐的感覺。幸好努力沒有白費，病人救活了，那種滿足感確是不能言喻的。

急症室的工作種類繁多，分流崗位需要憑經驗冷靜判斷病人病情的嚴重程度，急救（Resuscitation）崗位需要體力和知識去進行不同的緊急醫療程序，縫針（Suturing）及打點滴（Venous access establishment）的技巧也是急症科護士的強項。有以上種種的工作滿足感支持，工作的選擇真的不能單用金錢去衡量。我想施比受的而且確更為有福，能在自己工作的範圍內幫助別人，確是一種福氣。急症的工作雖然繁忙，每天都有不能預計的病人進來，亦因為這種挑戰，那就是急症科吸引我的地方。我希望可以學以致用，將自己所學的危重病學知識用於急症室的工作。離開再回來的確需要勇氣，多謝家人及朋友的支持，希望所有前線同事都加油。急症室雖然辛苦，但希望大家也能從工作上獲得成功感。

急症室工作的確需要頗大的體力勞動，很多時候病人及其家屬因等候時間太久而無理指責醫護人員，但它亦有吸引人的地方。每天一幕又一幕扣人心弦的急救故事，各同事在工作上不言而喻的默契，都是這個地方令人心醉之處。希望自己能夠肩負這種使命感，大步大步走下去，亦希望同事也能為自己身為急症室護士而感到驕傲吧！

平凡，但充滿生氣

鄺麗儀

這是一個平凡的早上，被派駐在分流站（Triage station）的護士坐在椅子上，一面看着桌上的電腦，聽着病人陳述病情，一面舞動手上的黑色原子筆，把病人的主要不適（Chief complaint）、以往病歷（Past medical history）、敏感紀錄（Allergy history）和維生指數（Vital signs）等資料準確地填寫在病歷卡上，務求可以在最短的時間內綜合以上資料作出判斷，然後給予病人一個適合的分流級別（Triage category）。

這只是一個忙碌早上的開始，多少次急症室大門的開合，都是衝着分流站的護士而來。當中少不了救護車接送病人抵達急症室後，救護員急促地向護士交接病情；也有病人查詢不同部門的地點和方向，有時還包括尋找病人下落甚或查問餐廳關門時間。任何人只要踏進急症室，必定會先向分流站的護士查問。

急症室百態

雖說此刻坐在分流站的椅子上，但護士的一雙腿也不閒着。除了要張羅輪椅或車牀給有需要的病人，很多時遇上需要緊急處理的病人，更要立即決定安排病人到哪類型的急救房，再以精簡的撮要向跟進的醫護同事提供資料。有不少病人是坐的士或私家車直接開到急症室門口的。車頭燈的光有時射得人們連眼睛也睜不開，眼睛還未適應過來，便看到黑色的身影衝進來。通常那只有兩種人，病人家屬或的士司機的求救。這時候，當然已不是分流站護士可以獨自處理的了，同時還需其他同事支援。別說這些畫面像電影情節，他們的橋段還不是來自日常生活？而現實中所發生的，往往不是可以想像的，只有曾在急症室工作、親身經歷，才有能力視作老生常談。

　　在急症室工作，跟其他專科不同的是，我們除了要搶救及穩定因各種病患引致生命遭受威脅的病人外，還要安排適當的專科跟進治療，另一個挑戰是如何在每天數百個病人中，尋找出具潛在危險性的急性病症，並確認處理的先後次序。當中的困難是，並非每一個病人都有同樣的想法，有些衝突和紛爭亦由此產生。

　　其實，每一位病人到急症室求診前，心裏早已有一個期待的診斷結果和治療方法。比方說，有位中年男士求診，訴說胃痛。由於病人散發着濃烈香煙氣味，配合其病歷，分流護士恐怕他患上急性心臟病而不自知，於是再問了幾條引導性問題，病人此時已顯得不耐煩。由於病人提供的資料不詳盡，所以在分流站時已先為他安排進行心電圖檢查，務求盡快排除急性心臟病的可能性。幸好心電圖沒有顯示急性心臟病的跡象，護士便如釋重負地向病人解說心電圖正常，着他到大堂耐心等候。病人此時卻一手搶過輪候紙，再邊走邊說"以為可以馬上看到醫生，原來又要等，妳所做的既麻煩又多餘。"，話中還夾雜大量生動的助語詞。看着病人這個冷漠的"後尾枕"，每個遇上這些好心不獲好報情況的人，心裏產生不快的情緒也在所難免。但是，作為一名分流站護士，只能像天氣先生那樣喊一聲："呀！噢！"，默默承受着無理的責備，然後拿起下一張病歷卡，準備替下一個病人分流。

急趕下的活力

　　為甚麼我會踏進急症室這個專科，坐上分流站的椅子上，跟它度過了 20 個寒暑？回想當年，沒有現在畢業的同事那麼幸福，工作了一、兩年後，可以依照個人性格和喜好，申請調職到個別有興趣的部門。

　　記得那年剛在護士學校畢業，被指派到腦外科（Neurosurgery）當註冊護士。在腦外科病房工作不到三、四個月，便被通知因病房重組需調往另一個部門。然而，甚麼時候調走、要調到哪個部門還不知道。在這情況下，在如常的一個下午，正在病房跟進病人"牌板"的日常工作時，病房接到一通由急症室打來查詢我是否曠工的電話。由那刻開始，小護士便成為急症科護士了。而當年挺獨特的是首次被安排到急症室的觀察病房工作了兩年，再因急症室內部重組，才有機會接觸急症科獨特的日常工作程序和接受相應的基本訓練。但是，那兩年也有很大得着，使小護士從急、趕、快的韻律中，還學會在工作間時刻帶着一顆細心。

充滿故事的地方

在多年後的一天，有一位精靈的婆婆住進了急症科專科病房。當時已經成長的小護士猜想，其家人可能會因為不見了婆婆而着急。於是，透過她那本把電話號碼寫得很整齊的電話簿，逐一把其兒子、媳婦、女兒的家居及手提電話抄寫下來，並花了整個下午和晚上不斷撥打，希望能找到其中一位。可惜，那些電話不是已沒有用戶登記，便是鈴聲長響。當中只有一個能撥通，但總是轉駁到留言信箱。即使留言了，也一直等不到回覆……

就在快要氣餒的一刻，突然電話撥通了！原來女兒放工回家，發現媽媽不見了，她已聯絡各親友四出找尋。他們也透過醫院總機查詢，找到病房門外來了。在他們見過婆婆後，護士立即向他們了解詳情，查問為何不聽留言？為何婆婆的電話簿裏，沒一個電話號碼能找到人？原來，女兒上班時，沒開電話。下班了，也沒聽留言。而兒子的電話號碼早已換了 10 年，媳婦留給婆婆的家居電話也已停用。

最令人無言的是，那位哥哥問妹妹有沒有他的新電話號碼時，妹妹竟然答沒有！他們顯然是着緊老人家的兒女，但是，為何只給母親一個停用十年的電話號碼？兄妹間也沒有直接聯絡方法？難道他們以為雙親還會行會走，好像很會照顧自己似的。然而，他們其實都已老了！

就是這些日常細微的一點一滴，為一向忙碌紛擾的急症室，帶來大大小小不同的挑戰。沉悶這個詞語，永遠不會在這裏出現。也正因為這一點，令已經在這裏工作了 20 年、已經年長了的小護士，每天回到這個熟悉的地方，仍然總是保持活力，充滿生氣。

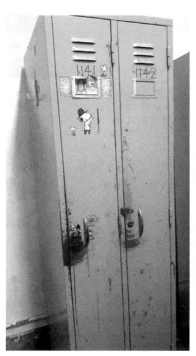

伴隨作者成長的工作間儲物櫃。

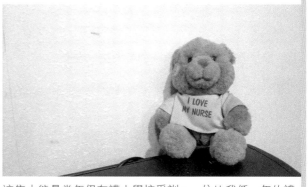

這隻小熊是當年仍在護士學校受訓，一位比我低一年的護士學生在各自被派往不同病房前送給我的，已有二十年以上的歷史了。

真實的救護員

麥偉勤

據最近一項調查報告顯示，香港人有一句"口頭禪"經常掛在嘴邊，就是："快點 call 白車（正確名稱為救護車）呀！"這正是普羅市民家傳互頌的金句。

此數據告訴我們，在香港，無論是老弱傷病、男左女右、泛民建制，只要有事發生，哪管是甚麼事，或者根本不是甚麼事，大家叫"白車"已成為一種習慣，一種生活態度。

讓我先介紹自己，本人筆名"獨步天下"，退休前是消防處電單車的救護隊目，曾經出版兩本關於救護工作的書《拯救最前線》及《零秒搶救》。2014 年 7 月，我的救護工作畫上一個句號，31 年的戎馬生涯從此落幕，不無感慨，卻正好切合了鍾醫生急症室 30 年的題目，是緣分耶？

救護員隊伍隸屬消防處

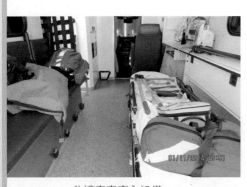

救護車車廂內設備。

言歸正傳，當社會上有事發生，大家都自然懂得 "Call 白車"，儘管救護同事一般對"白車"兩字有一定程度上的反感。雖然 "Call 救護車"這種香港人的生活習慣每分每秒都在發生，原來真正認識救護工作的人卻少之又少。這是非常特別的一個現象。香港的救護車、救護人員，其實與大部分市民的認知有別，並非屬於醫院或醫管局，而是隸屬消防處的。跟消防員一樣，我們是紀律部隊的一份子，體能步操少不了之外，更重要的任務是在香港法例第 95 章下，為香港市民提供正規的院前急救服務（Pre-hospital emergency service）。香港市民如有急救需要，撥電 999，到來的正是我們的部隊。

遺憾的是，以經驗所得，普羅大眾對救護服務的認知，往往只是一輛"往急症室的必然交通工具"，而忽略了我們真正的救護工作，是提供必須的院前服務，甚至是拯救彌留的危急傷病者的救命先鋒。當然這裏所指的是真正有需要的傷病者。

無處不在的救護員

救護員隸屬消防處，而我們跟消防員的區別在於，除了不用進入火場外，消防員出動的所有場合，那管"刀山油鑊"，都會有救護員的身影。在災場中，消防員將傷者從被困的環境中移出之後，工作便算完成，而救護員卻全程需要參與。救護車上有一套輕型的爆破工具，俗稱"細搶"，就是為了在消防員還未到場時，救護員首先進行小型爆破而設的，以便第一時間救出傷者。

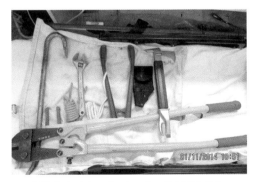

救護車上的輕型爆破工具，俗稱"細搶"。

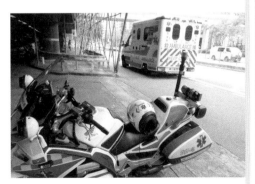

在不少緊急情況下，救護車和救護電單車要一起出動執勤。

　　穩定傷病者的傷勢固然在拯救過程一開始便需要進行，傷者登上救護車後，救護員便開始一連串的治理程序，輕則清理及包紮、固定骨折、為傷者讀取維生指數，有需要時替傷者進行滴注（吊生理鹽水），或為傷者注射止痛藥物 Tramadol，更需立即為垂危者進行心肺復甦法，或電擊病人心臟等等。以上林林總總工作要立刻進行，更要在有限時間內完成一份醫療報告，以便在急症室接手事件的護士和醫生跟進。因此，救護員的工作性質其實是"診斷、治療、運送及移交"，最後送到醫生手上作確切的治療為止。

　　除了有消防員參與出動的意外事件，救護員工作豈止於此。以 2013 年的消防官方年報指出，該年救護全年的召喚數字為 73 萬次，此數字看似不能說明甚麼，若加上另一個數字便能知道端倪。同部門的消防大隊同年則出動了三萬多次。因此，救護員的工作量是消防員的二十多倍。除了上述意外事件，幾乎所有社會上發生的事情，都與救護有關。

　　一般生病的市民，就佔救護工作中一個重要的比重。大家只要細心留意城中新聞，很多報章報道最後一句都會寫上："事主由救護車送院檢查"，或更乾脆地寫"事主送院檢查"，連救護兩字也省略了。而這裏描述的事主，可能是情緒激動、公眾擾攘、勞資糾紛，更可能是像最近大型示威遊行時，警民對峙中的"不適人士"。救護員跟醫院一樣，成了社會上的最後壁壘。救護工作內容繁複而且需要極度謹慎，速度與細緻並存，並非只當救護車為免費出租車的人想像般簡單。

不華麗的工作背後

　　所有救護員的工作生涯，都可以說是"身經萬戰"，每天的工作亦多如天上繁星。因此要談談難忘的故事，並不容易篩選。

　　尤其身為救護電單車隊目，部門對其的定位是需要經常充當大型事故現場的臨時救護指揮官，亦是需處理救護事件中最危急者的人員。是以過往多年來的重大事故，如屯門公路巨石塌下、貨櫃車撞雙層巴士、工廠大廈外牆整條街道的簷篷瞬間倒塌、在高空天秤上拯救恐怖斷臂事件等，我都是第一個到達傷者身旁拯救的人員。

本人曾經參與提供真實的工作故事給港台拍攝《醫護人生》節目，編劇跟我說：“你哋又冇火，又冇爆炸，拍出來唔好睇㗎喎。”的確，救護工作不會有火光熊熊的視覺效果，大部分時間只如一眾醫護人員般處理，“並唔好睇”，也非一般人想看見的工作。當大家偶爾因電視畫面那觸動人心的場面而感動時，其實整個醫療系統內包括救護員的從業員每日都在咬緊牙關，越過一個又一個挑戰，守護全港七百萬市民。為大家打每一場的戰役，好多時還須承受傷患者的情緒發洩呢。

容我引述一段黃岐醫生的著作《起死回生》中，〈李小龍之死〉一篇有這樣一段描述：“救護車用了六分鐘至八分鐘到場，救護員發現一名已經沒有呼吸及脈搏的男子，馬上利用呼吸器 Minuteman 為病人供氧氣，並進行心外壓……急症室醫生發現病人瞳孔放大，已無呼吸、脈搏，馬上施行心肺復甦術，並盡快把病人送到病房……若李小龍在 90 年代出事，急救情況會有甚麼不同呢？90 年代，Minuteman 呼吸器已經退役，部分救護員已接受緊急醫療助理 EMA II（Emergency Medical Assistant 二級）的訓練，改為使用面罩帶瓣的氣囊（BVM）。如有需要，救護員也可利用喉罩（Laryngeal mask airway），為病人打開氣道。確實沒有心跳的病人，救護員可以利用心臟除顫器（Defibrillator），待病人心臟出現纖顫狀態，就可為病人除纖。”

提升救護技術

2005 年，救護總區正式踏入一個新里程，經過為期十多年的試驗階段，所有救護車都全面 EMA 化，所有救護主管亦已具備 EMA II 的資歷，行使的醫療程序及藥物亦遠較 90 年代的雛型更具規模，可以即場處理的傷病範圍比前更加廣泛了。

曾經處理一宗斬人事件，那時我剛剛完成了 EMA II 課程，考獲相關

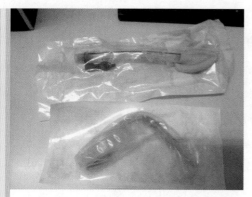

消防處現有不少考獲資格的救護員，能為危急病者在院前處理呼吸道阻塞的問題。圖為喉罩式呼吸道。

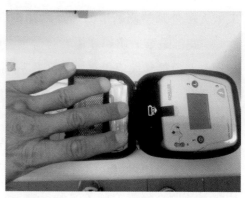

救護電單車最近添置的小巧型全自動體外心臟除顫器。

資歷，第一晚回到崗位當值。約九時許，傳來了召喚鐘聲："緊急救護服務，襲擊受傷，地址係 XXX 道，XX 號，71 對面，AXXX 號車去車。"

到達現場時，金毛紋身傷者倒臥血泊中，身上看得見的刀傷起碼有十多二十處，深度足可見肺部的蠕動。傷者面白如紙，已經奄奄一息，入的氣少，出的氣多，血壓低至上壓僅餘 80mmHg，屬極度危急患者。同車三兄弟二話不說，各就各位展開急救。處理基本工作後，我立即拿出滴注器，在救護車開動期間，為傷者快速滴注了 500 毫升的生理鹽水，穩定其血壓。送到醫院，多位醫生接手救治後，傷者最後回復知覺，一條小命總算保住了。

另一次，我接報救治一個昏迷患者。到場檢查後，發覺病人血糖過低（Hypoglycaemic），於是立即為該患者作葡萄糖滴注。一、兩分鐘後，患者已即場清醒過來，患者之妻除了連聲多謝之外，更拒絕了我們將患者送往醫院作進一步檢查之舉。原來患者是糖尿昏迷的常客，患者妻子深知今日救護員具有為病人注射葡萄糖的資格，亦清楚患者甦醒後的處理方法，是以召救護員到場，病人獲得適當治理後，衡量形勢，覺得患者再無往急症室的需要。

以往，這些必須到達急症室才能處理的程序，往往因救護員缺乏有關技術而導致患者失救；今日，救護員在救護車上已經有能力執行，這也正是今天救護車的主要功能。可惜的是，政府並無投放更多資源在救護業界，以提升救護員的技術至 EMA III 水平。提升技術可以讓救護員直接在現場使用更多藥物幫助傷病者，減輕醫院的超額負荷。如今市民仍需依賴杯水車薪的公營醫療體制。

加強對救護行業的認識

退休前除了正職出動外，本人亦參與義務工作，肩負起救護站導賞員一職，希望藉個人微力向市民宣傳，讓市民對我們業內了解更多，彌補社會大眾對救護行業認知的空白，從而適當地運用救護車，減少濫用，讓更多有需要的人得到救助。

我們跟消防員一樣，都是受薪的行業，出動任務只屬等價交換，而“一套制服等如偉大”的謬論實屬無知反智，故此沒有必要將我們美化，締造一些感動人心的畫面。不過，假如某日有人將親生子女“掟落街”，讓我告訴你，最先到達的一定是救護員；當某日有架飛機從天上跌落地面，救護員一樣會奮不顧身地走到最前線。我們都是人，有時會感到無助或氣餒，需要加強士氣及鼓勵。下一次當你需要救護員為你服務，而你覺得自己的生命很重要，救護員又能幫忙的話，請慷慨一點，跟面前的救護員說說感謝的話，救護員也必定感激你。

甲由婆婆與木蚤伯伯

呂君泰

在香港聖約翰救傷隊（St. John Ambulance Brigade）的救護服務生涯中，有時會遇到病人家中的動物，這次想分享有關"小動物"的特別故事。

某年一個炎熱的下午，我們接報前往東區某一屋邨，處理一位氣喘不適的獨居婆婆。我們火速到場，一名社工已在屋外等候。踏入單位門口一刻，我便感到環境的侷促和悶熱，空氣中還夾雜飯餸的餿味。

氣喘不適的婆婆

婆婆坐在客廳的椅子上，身旁的餐枱上放了飯菜。我們隨即替婆婆進行檢查，婆婆有少許氣喘，但仍保持清醒，告訴我們她胸口不適。正當我們繼續為她進行評估時，駭然發現一隻甲由從婆婆的頭髮爬出來。我們睜大眼睛，定過神來，發現除了婆婆的頭髮外，原來餐枱上的飯餸、地板、牆壁，甚至天花板上都有甲由的蹤影。一屋五人，除了婆婆之外，都無不為此景象吃驚，所以我們一組三人的救護員，只有一個念頭，就是要盡快離開這個單位！

我們快快執拾裝備和安頓婆婆上輪椅，正當步出門口時，婆婆突然大聲叫嚷："幫我攞放喺牀上嘅手袋呀！"

我便立即去取手袋，但當看到有數條觸鬚從那殘破不堪的手袋拉鏈中晃動，我心中馬上涼了一截。"小強"像是說這手袋是牠們的地盤，不要打牠們的主意。說不定，那些"小強"可能是婆婆的"老友記"，守護着婆婆的財物。

面對如此情況，我轉而提議婆婆不要帶手袋了，但婆婆卻喘着氣，隔着氧氣面罩（Oxygen mask）大聲說："唔得！"

我們唯有好言相勸，希望婆婆回心轉意。不過，對一個獨居婆婆來說，那手袋可能就是她整副家當，所以最後還是勸不過婆婆。我們唯有硬着頭皮，把手袋的拉鏈拉上，放在婆婆懷中，並立即蓋上毛氈火速送院！

神奇的手袋

在送院途中，我們除不斷監察婆婆的情況，還要留意婆婆的"老友記"有否爬出來！經過驚險的十多分鐘路程，終於把婆婆和她的"老友記"安全送到醫院急症室。我們向分流站的護士交代病情後，更特意"好心"提醒護士，要提防婆婆的手袋有不速之客"小強"。雖然護士都見慣風浪，但是如果在毫無準備的情況下遇上"小強"，也有可能會引起亂子。護士了解情況後，也不禁看了看那殘破的手袋，本來板着臉孔的她，也顯得臉有難色。

交接順利，我們的任務也就完成。

數天過後，我們如常把別的病人送到急症室，在分流站再次遇上當日收症的護士。由於大家都是輪班工作，總有機會再碰面。她激動地向我說："你們前幾天送過來的"小強"婆婆，已經上了 ward（病房），不過 ward 的同事知道情況後，都不敢動婆婆的手袋。最後醫院找了滅蟲公司上 ward，經過一輪清理，就連滅蟲公司的工友都覺得恐怖呀！因為手袋裏面原來是"聯合國"，裏面足足有三十多隻不同大小的"小強"，還有多個不同的品種！當時整個 ward 的所有同事都覺得全身發癢呢！"

聽到這個消息後，很慶幸自己那天能及早把手袋的拉鏈拉上。

唐樓劏房中的伯伯

說完這位"甲由婆婆"後，又令我想起一位"木蚤伯伯"。

同是某年一個炎熱的夏天，每完成一次救護服務後，整個人好像洗了澡卻未抹身一樣，渾身濕透了！

中午時分，我們接獲一名社工的求助，表示有位伯伯胸部不適，還喘不過氣來。我們了解情況後立即趕赴西營盤現場。記憶中，該事發地點是一座沒有升降機的舊式樓宇,而伯伯住在五樓,即有五層樓等着我們走上去!

由於伯伯情況危急,我們都"急急腳"跑上五樓,到了鐵閘大門一看便知道是"劏房",裏面有多大已心中有數。兩位社工早已站在房外,看到我們那一刻,就如看見救星一樣。其實我們只是伯伯的小救星,醫院的醫護才是他的大救星。

先不要進內

當我們想進入房內時,其中一位社工拉着我的手臂,叫我們先不要進去!

"不是吧,叫我們來又不要進去!不是戲弄我們嗎?我們不懂隔空取物!"我心裏想。當我想了解為甚麼不要進去的時候,已看見了答案。

原來伯伯正躺着的牀上,充滿大大小小的"木蝨",有些"木蝨"更是從伯伯的衣領和袖口跳出來!我們被這個嚇人的景象打亂了陣腳。

正常來說,我們應該先詢問病人的呼吸情況,但當時視覺神經實在太震撼了,所以第一句便問:"阿伯,你痕唔痕呀?"

而伯伯在氣喘吁吁的情況下揮手說:"唔痕呀!"

我相信伯伯和他的"木蝨"已建立了深厚的感情。

幸好伯伯可以按着我們的指示慢慢走出房外,坐在我們已鋪好毛氈的輪椅上。等伯伯坐下來,我們便可用毛氈把伯伯全身包裹起來。經過我們的檢查和給予氧氣後,他的情況有所好轉。

在送院途中,我想最辛苦的就是那天綽號為"陳豪"的隨員,因為他除了需要監察伯伯的情況外,還要全程幹掉從毛氈逃出來的"木蝨"!

寫到這裏我仍覺得身上有點痕癢!

其實以上兩個故事都有一個共通點。兩位都是獨居老人,雖然他們已領取綜援,同時有社工跟進探訪,但為何他們的生活環境仍會如此惡劣?希望政府有關部門能加大老人福利和支援,令這羣曾為香港默默耕耘的老友記,得以真正安享晚年。

香港聖約翰救傷隊資料

香港聖約翰救護機構（Hong Kong St. John Ambulance），是聖約翰救護機構設於香港的支部，設有香港聖約翰救傷會（St. John Ambulance Association）負責急救護理訓練，及香港聖約翰救傷隊（St. John Ambulance Brigade）負責急救的工作。

聖約翰救傷隊現時有全職編制的救護人員共 17 人，另有 6000 多名已接受專業訓練、穿着制服的義務工作人員，在公共場所為市民提供急救及其他有關服務。聖約翰救傷隊負責組織及訓練志願者，並配予裝備，使他們能夠單獨或以小組形式，在如運動會、海灘、公眾泳池、足球比賽、步行籌款等大型活動或人羣聚集的場合執行急救和護理任務，而服務是完全免費的。

救傷隊提供 24 小時免費救護車服務。屬下 14 輛救護車分別駐守於 3 個救護

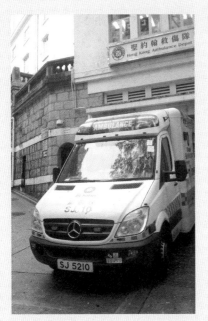

停泊在港島大坑道港島總區總部門前的聖約翰救傷隊救護車。

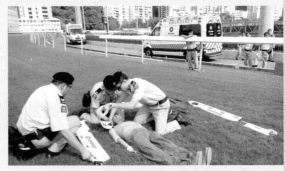

聖約翰救傷隊在馬場演練急救項目。

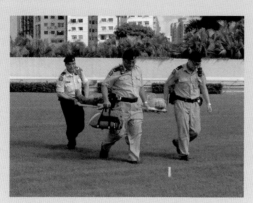

聖約翰救傷隊在每個本地賽馬日都調派 3 輛救護車及其組員在馬場駐守，隨時準備執行急救和護理任務。

站，隨時應港島、九龍及新界市民的緊急召喚出動。除了以上的免費服務外，救傷隊亦為私營醫院的病人提供就診或出院的收費接送服務。由於救傷隊的宗旨是優先處理緊急救護服務，及因當值車輛有限，此類收費服務只會於非繁忙時間才獲處理。

平安的守護者

顏加興

瑪麗醫院，急症室，分流站。

"他是我父親，年紀大，現時血壓很高，血糖也高，長期吃藥⋯⋯唉，現在還言語不清，總之，他需要第一時間見醫生。姑娘，請你盡快安排。"

希望自己的父親能最先最快得到治療，做兒子的必然如此。為了達到目的，繪形繪聲，盡量把父親的情況越過正比，倍以告急感情，正正代表孝順，代表愛，代表天經地義。我的語氣隨着孝心不斷強化。

"請你不要急，姑娘自有分數。"

"伯伯，不用緊張，先坐過去，量一量血壓。"她的冷靜不符合我的預期，不滿本是這樣形成的。

我急你慢？不是你的父親你就慢條斯理？甚至懶理冷理？我深呼吸了一下，正想發作，微微抬望眼，不遠處的候診區映入眼簾，老的、弱的、傷的、幼的、肉痛的、心痛的、流血的、流淚的、沒人陪的、有人陪的。四、五十人，你我他她，誰和誰都在焦急地等待。我看着他們，他們也許也在忖量我、看着我。沒有言語，願天憐見的盼望欲語還休，只有各自都想自圓其說的茫然。

"先生，過那邊先辦登記吧，放心，姑娘是知道的⋯⋯"

姑娘如是說。走近候診區，此時我彷彿同時聽見："天下孝子不獨你一人，因為老人病而憂心、而焦急者，你都看得見嗎？看着眼前人一副病容，就只你一個人動容？"

輪候者的心聲

老吾老，以及人之老；幼吾幼，以及人之幼。我讀過、考過、教過。按理，今次也應該"病吾病，以及人之病"。顯然我並不如此，甚至本心也非如此。大概人人都是這樣吧。知易行難，有誰不是先為自己設想的？即使過於激動，也是天下間所有病人家屬都會有的激動。姑娘，你應該知道，你應該理解！

父親由另一位姑娘帶去做心電圖，這時的分流站，又圍來了一些人，各有苦臉。偶爾微笑的，只有原來察看父親的那一位姑娘，拿緊筆桿，用力地寫上我看不懂的詞彙和數字。停筆的時候，就黏標貼，像老師批改學生的測驗卷，每卷都寫上人生的汗和痛。

"到那邊坐坐，等叫名。"姑娘說。整個分流站，大概只有她，最難得人理解，一如她這句話，和她寫的那一些英文字母。

急症室的玻璃門倏地橫開，走進幾張繃緊的臉。救護員、警員以及軟攤在救護牀上的一位金髮青年，臉色慘然。大概是濫藥，或者酗酒吧。在這個聚滿病人的地方，他的眼睛似乎沒有睜開的勇氣。一個醫生和兩個護士迎上前去，把救護牀拖到急救間，四個人轉眼就藏在圍成半圓形的布簾內，只看到八條小腿，在努力地移動。

"顏 XX，5 號房。"我扶着父親往 5 號房。

早就站着的男醫生雖戴上口罩，但遮蓋不住一對堅定的雙眼皮，好像能給人一股你必須相信他的信心。布簾外的空氣忽然變得特別緊張，我聽到自己的心跳，知道這其實是情緒在呼吸。

5 至 7 號的候診室有三個老人家，兩個睡着，一個坐輪椅，比一般的老還要老三四倍。其中兩個插着鼻管，胸口在深呼吸地起伏，斷斷續續的痛苦酸叫讓聽的人如石壓心頭。我看不見他們有家人陪伴，可能來自同區的護老院，也可能已是急症室的常客，想是在痛苦難擋、感到不平安時按動平安鐘的求助者。

敬業就是慈悲

　　人到如今，終點之前，誰都不免成為求助者，即使是金戈鐵馬的年代，也不能永遠穿起鎧甲。這時候，如果還有最大的盼望，最後的希望，一定是關於這裏的醫生和護士。他們是急症室的守護者，也是平安的守護者。

　　有些人自暴自棄，很輕易就讓自己來到這裏；另有一些人，像幾位婆婆，用頑強的意志和叫累的身體與護士談判不休，無非只想離開這裏。當我到達他們的年紀，甚至更早，這裏也是我人生列車必須停留的一個站，我有像他們一樣的勇氣嗎？

　　"婆婆，很快輪到你，放心！"穿着白色平底鞋的姑娘雙腳點地無聲，幾句安慰説話卻鏗鏘有力。

　　每天都在這裏工作，苦痛都在眼裏，要不斷安慰病者，豈能事事動情？然則醫護的冷靜實在並非與生俱來，而是不知道已經擦過多少次淚水，又或背着人家飽經自問還能不能幹下去。我偶經此處，感慨復感動，即使淚盈於睫，不一定就比眼淚不能流出來的他們善感和重情。一個小小的傷疤，任我説得如何英勇，都是虛空，因為他們早經一番寒徹骨。有些人慈悲顯於臉色，有些人蕩氣迴腸，有些人虛懷若谷，慈悲如一。而在急症室，生老病死對峙談判，容不下再三感慨。誰是對峙和談判的調停者？是醫護，是敬業。敬業就是慈悲。這樣想的時候，我似乎明白分流站的姑娘，何以面對各種冷言傲慢，仍然心平和顏。

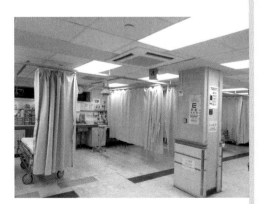

本文作者當天在瑪麗醫院急症室的診療室，首次遇上本書主編鍾浩然醫生。

偶然相遇

過了一會兒。

"令尊暫時沒甚麼大問題，但……要留院……"醫生很懂得把關鍵句放在第一句。這時候，我看到醫生的名字……

"你就是鍾浩然？《急症室的福爾摩斯》的作者鍾浩然？我是你的讀者！"

"你好。"

彼此都很錯愕。文字的力量既廣且遠，竟然真的在急症室巧遇福爾摩斯！未及多談，他已要忙其他工作。

"很高興認識你，我那邊仍有工作，再見。"説後，他急步往文件堆中取下另一份病人手冊。

為甚麼我會對他特別有印象？只因我偏心相信，愛文字、重情的醫生，一定不會差到哪裏去。更大的原因，是因為書中的幾句話和一首詩，一直叫我念念不忘。

> "救人一命，如救蒼生。"
> "以愛而行，用心善待病人。"
> "慶幸自己未因看多了生離死別而變得麻木，仍然能為病人掉眼
> 　淚。"
> "我沒有能力讓血液不停流淌／只能保證你的存在不被遺忘"（〈悼
> 　念〉）

人同此心

自勵，也在勵人。深信這裏的好幾位守護者，也一樣慈善為懷。口罩之上的眼神，一樣的堅定、自信、果斷。至於悲憫生出的同情淚，就只能滴在急症室一個不為人見的角落。他們似乎無所畏懼，就只怕門庭若市。

父親在等候入院，同時等候的，還有不遠處的那位金髮青年，已經稍

為清醒地半坐着。

　　救命第一。不管救的是好人，還是壞人；窮人，還是富人；少年，還是老年；輕生，還是貪生。守護者都在這分秒必爭的現場爭分奪秒，願這裏的人擁有健康，願外頭的人珍惜健康！他們穿的白袍和螢光綠，象徵人的善良和智慧。年復年，前仆後繼的，要與殘忍周旋到底。

　　"姑娘，謝謝你。剛才我語氣太重，對不起！"

　　分流中的姑娘忙中淺淺一笑，像委屈之後得到期望以外的半分體諒，剩下的半分，不必言説她似乎早已懂得。

　　候診區仍然滿滿的坐了很多人。我帶着慚愧，回坐父親身旁。

　　"爸，不必擔心。這裏的醫生護士，都很好。"

外國醫學生眼中的香港急症室

翁穎妍

作為一個生於香港，但移民到紐西蘭的六年級準醫科畢業生來說，在瑪麗醫院急症室實習的那六個星期，令我對香港的醫療制度和急症室實際運作情況有一番新的體驗。

廣播：“醫生正在搶救中，現在非緊急病人的輪候時間為四小時……”

眼見五位當值醫生已經不停地埋頭苦幹，認真努力地檢查病人和處理文件，可是來急症室求醫的人數卻越來越多，整個環境氣氛都變得緊張起來。醫生們惟有提起十二分精神，寫字快一點、步伐急一點、說話少一點、用餐遲一點、下班時間晚一點來拯救這些“急症病人”。但是在急症室輪候的病人中，有多少人真的急需被救治呢？

紐西蘭跟香港急症的比較

相比紐西蘭，我發現香港急症室的資源被用在很多非緊急的病症上，例如咳嗽、流涕、肚瀉、嘔吐、頭痛、關節痛……其實這些沒有生命危險的病症可以到私家診所醫治，但往往很多人都貪圖方便，想用一個便宜的價錢去看病或當作一個機會去做全身檢查。為了爭取入院機會，部分病人還會誇大病情。這種種實際困難的影響下，急症室的存在意義和價值看來被嚴重扭曲了。

在紐西蘭，雖然到急症室救診是免費的，但是非緊急的病人都會

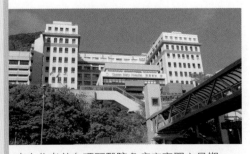

本文作者曾在瑪麗醫院急症室實習六星期。

到自己的家庭醫生看病和覆診（每次診金約港幣 250 至 350 元）。這樣，急症室醫生便可以分配多點時間處理嚴重的病人。

在我就讀醫科的但尼丁醫院（Dunedin Hospital）裏，急症室內有 16 個診症室、3 個隔離病房和 2 個急救病房。在正常的值班時段內，那裏會有 6 至 7 名當值醫生，每天處理約 120-150 個病症（但尼丁人口約 30-40 萬）。相比瑪麗醫院，但尼丁急症室面積比較大，多設三個診症室和多一個隔離病房。同樣地，瑪麗都有六個當值醫生，可是，瑪麗醫院急症室要多照顧二、三十萬人口。此外，每天處理的病人數目是但尼丁急症室的 2.5 倍。由此可見，因為多了時間，所以紐西蘭急症室醫生便可用 10-15 分鐘的時間替病人診症，比香港的同行多兩、三倍時間。因為有長一點的診症時間，醫生可以更精確地掌握病人的病徵，因而避免病人接受一些非必要而有潛在傷害性的檢查，例如 X 光檢查（X-ray）和電腦斷層掃描（CT scan）等等，就可以排除一些雖具高致命性但不常遇到的疾病。

香港急症的困難

因為資源不足，香港急症室醫生只能處理對病人最重要的一個問題，病人的憂慮和情緒往往不能同時兼顧。我曾從旁觀察醫生處理一個病例。一位 28 歲的女士一週前才發現自己懷了六星期的身孕，求診當日出現腹痛及陰部出血現象。久候了數小時，非常焦慮的她終於見到醫生。可是醫生只能用一兩分鐘的時間聽診，然後便趕快替她做超聲波檢查。醫生說："我已看不到胎兒，所以會把妳轉介到婦產科去作更詳細的評估。"那位女士即時雙眼通紅，眼淚不停湧出。可是換

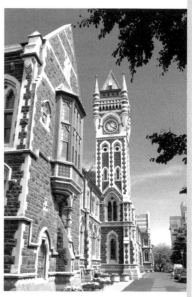

本文作者就讀的紐西蘭但尼丁市奧塔哥大學（University of Otago）內的鐘樓。

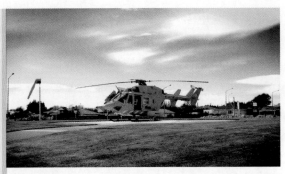

紐西蘭南島因沃卡格爾市（Invercargill）內醫院的醫療直升機。

來的反應卻是："請你到大堂等叫喚"。她等了大半天，只換來匆匆忙忙的數分鐘診症時間。究竟病人是否明白整個對話內容？很多時候，病人不停重複回到急症室求醫，原因可能是溝通不足而導致醫生和病人之間產生誤解。一個理想的醫療服務是這樣嗎？

我訪問了一些在輪候急症的香港病人，為甚麼他們會在急症室等數小時而不看私家醫生？大部分人認為急症醫生比較可靠。但他們可有想過選擇長期看一個固定的醫生，才是對病人健康有多點保障。大家試想想，一個清楚病人病歷史的家庭醫生，能更容易察覺病者的身體狀況有何變化，而且也會知道病者較適合服用哪一種藥物，對哪種藥物過敏，還更了解病者的生活習慣，然後選出一個最適當的醫治方案。

善用急症資源

在香港急症室實習期間，我深深體會到香港急症醫生的獨特之處。大部分的香港病人到急症室，都會說出種類繁多但極其含糊的病徵，由頭到腳都可以有毛病。但是，香港急症醫生仍然可以抽絲剝繭，用光速的效率找出最重要的蛛絲馬跡來作出診斷。由於急症室的上班時間是輪班制，醫生的休息時間、用餐時間，就連放假日期都是不規則的。很多時候，他們甚至需要把工作放在家庭和私人時間之上。他們用盡了精神和時間去守護香港市民的健康，香港真是很幸福能有這一羣醫療精英。如果我們沒有好好照顧這班任勞任怨的醫生們，誰來守護香港市民呢？所以大家一定要好好善用急症室資源，好好保護我們的守護生命天使。

下一次，當你遇見你的守護生命天使時，不妨替他們打打氣吧！

守護香港市民的一天

梁同學

2014 年 7 月 20 日，瑪麗醫院急症室，診症室內。

"作為一個醫學生，當然想見識一下眾多不同種類的個案，增加對病例的認知。"

前些天收到了瑪麗醫院急症室的回覆信，說可以留在急症室跟蹤一名高級醫生一天的工作。

當日換上白袍，掛着聽筒在頸上，彷彿像《妙手仁心》電視劇中的林保怡一樣，當一名學有所用的急症室專科醫生。

"你是梁同學嗎？我是今天帶領你體驗一天急症室實際搶救工作的高級醫生。這裏所有診症室內的個案，你都可以進去，可以嘗試問症、斷症，如果有問題可以提出來。急症室與病房最不同的地方，是要既快速又準確地對不同科目的病症作出診斷和處理，所以判斷能力要非常高。因此，我對你的要求也會非常高。"當這位醫生對我有所期望後，心中不禁打了一個寒顫。

"X 先生請到 2 號房，X 先生請到 2 號房……"我坐在診症室的椅子上，對着桌上揚聲器的話筒呼喚。

"你好，我是港大醫學院的醫學生，請問可不可以幫你問一下症？"

X 先生道："我前幾天打籃球的時候，不慎地扭了膝蓋一下，當時聽見"咔"的一聲，回到家中膝蓋已經有輕微的腫痛。我拿冷水敷了 10 分鐘，但隔天早上膝蓋卻越來越腫了。"

急症醫生的判斷力

我聽了他所覆述情況後，決定要在身體檢查（Physical examination）

中特別加入一個半月板創傷測試（Tests for meniscal injury）。我仔細檢查了一下，發現膝蓋明顯腫起來了，但確實何處受傷未明。我提議先拍 X 光再決定下一步應該如何處理。

當報告出來的時候，我與這名高級醫生仔細地審查了屏幕上 X 光電子圖像的每個角落。首先看不到明顯的骨折（Fracture），而軟組織及肌肉的創傷在傳統 X 光中難以察覺。那一刻不能立即排除前十字韌帶（Anterior cruciate ligament, ACL）或後十字韌帶（Posterior cruciate ligament, PCL）有否受傷，感覺像被困住了。我在需要先安排拍套核磁共振（MRI），還是先安排在專科病房住院的決擇上舉棋不定。

高級醫生果斷地說道："先通知病房收症，然後再安排拍 MRI 查證是否患了 ACL 或 PCL 受傷吧。"

我記得某位醫生曾跟我們醫學生說："如果想正確判斷一個病症，必須要有很多其他因素去證實你的論點成立。例如血液樣本、放射學上的 X 光和電腦掃描報告等……"

你知道望聞問切真正的意思嗎？原來當醫生診斷（Diagnosis）一個即使是最普通的病症時，也要做到眼到、耳到、口到和手到，絕不能分心。因為醫生每下一個決定都會影響病人的健康、未來和生死，真正的醫生也不可以隨意說"放棄"這兩個字。

"我的病人的健康應是我最優先的考慮。"《日內瓦宣言》裏如是說。

親歷搶救危傷者

踏進下午一點，收到消防處救護車控制室的電話："我們大約 10 分鐘後會到達急症室，R 房（搶救室）請留位。"

當年少氣盛的我在護士站聽取這個消息後，心裏暗中自喜，緊張的、激動的、興奮的心情混合在一起。

大約 10 分鐘後，救護車的藍燈不停地閃爍着，整個候診室都能清楚看見，響亮的警號也令各醫護人員打醒了十二分精神！

一隊救護員推着病牀衝進急症室的搶救室內。看到此情形我也趕緊跑到搶救室內，馬上看到了血淋淋的場景，真是令人不寒而慄！病人的血正從傷口四濺的時候，我的眼睛只看見一羣充滿自信和不慌不亂的醫護團隊，有條不紊地立刻進行施救工作。從他們堅定的眼神中散發着氣勢逼人的氣質，讓病者的家屬對這羣守護病人生命的醫生和護士產生無比的寄託和信任。

傷者是位三十餘歲的中國籍男性水手，在油輪工作時不慎從高處墮下，致身上多處出現開放性骨折（Open fracture），格拉斯哥昏迷指數只有 6 分，處於嚴重昏迷狀態，且心跳也較快。除此之外，其他維生指標也不穩定，血壓水平偏低。根據急救基本 ABC 三大原則（可參考第三章的首三篇文章），其中如有一項失衡，就會慢慢導致其他兩項受牽連而接踵惡化，所以必須先好好維持這三個原則，才能診斷病因。護士趕緊幫病人吊生理鹽水（Normal saline），望可維持病人的循環系統平穩。幸好該病人沒有任何呼吸上的困難，所以不用插入任何管道幫助呼吸。

急救了一段時間，先後對三大原則作出處理，緊接着就是要找出導致休克和昏迷的確實原因。因為他並不是香港居民，所以在醫管局的電子病歷中沒有他過往的任何資料，醫生們須要十分謹慎地找出所有問題的所在。

從抽血、拍 X 光、快速的臨床超聲波檢查到拍 CT，每個步驟都不能有所出錯。

一視同仁的救治心

雖說近期香港與中國內地關係緊張，但我們不能因這個原因而改變救人的立場和態度。在醫學院畢業時，每位年輕的準醫生們拿着宣誓誓詞，向自己的家人、親友、師長、同學們公開和認真地宣讀誓言。內容大意為告誡醫生應時刻保持良好的專業操守，及向病人承諾應有的責任與義務。我絕對相信跟前的醫生們並沒有忘記此聖神莊嚴的誓詞。其中一條：“我將不容許年齡、疾病或殘疾、信仰、民族、性別、國籍、政見、人種、性傾向、社會地位或其他因素的考慮介於我的職責和我的病人之間（《日內瓦宣言》）。"

此時急症室主診醫生啟動醫院創傷處理小組機制，透過醫院的接線生召集各相關的專科醫生到搶救室會診。大約 5 分鐘左右，5 至 6 名包括外科、骨科、麻醉科及深切治療部的醫生到達搶救室，他們都懷着戰戰兢兢的心情討論病情。經半小時的搶救後，情況未有改善，最後眾醫生判斷需要為這病人即時進行緊急手術（Emergency operation）。

戰爭過後，回望戰場，地上的血跡帶有眾多醫生和護士的腳印，也遍佈用過的醫療用品和藥物。為何普通的病房沒有如此震撼的情景出現？每天，這個戰場都會遇上不同的病人、不同的故事、不同的經歷、不同的個案。從戰場的凌亂環境可見，急症室是為病人把關的第一道防線，也是個磨練自己冷靜的好地方。

醫心醫德

誰知道一名沉默冷靜的急症室醫生背後的辛酸史？受盡診候室川流不息的病人炮轟和投訴，飽經自責能否繼續在如煉獄般的工作環境捱下去，對別人的一舉一動能否輕易動情？就算病人和家屬說得多麼煽情，能否保持自己的專業形象，準確診斷？

急症室裏能看到不同崗位的人默默工作。有些護士負責分流，將緊急和非緊急的病人區分開來；有些護士協助醫生診症；另一些護士則獨立地負起縫針、清洗傷口和打針抽血等重活。醫生的工作也一點不輕鬆，心外壓（CPR）、插喉（Intubation）、復原斷肢（Close reduction）等粗活，常累得他們滿頭大汗……

我感到急症室醫生和醫學生的信念其實是一樣的，讀着一樣的宣誓誓詞。前輩們以身作則，帶領醫學生逐字逐句地演繹誓詞的意義，承諾竭盡所能醫治病人，減輕他們身體和心靈上的痛苦，並要有良好的醫德，將來行醫救人，為社會作出貢獻。醫生就是這樣煉成的。